피부가 예뻐지고 행복해지는 캘린더 『피부 Breakfast』와
함께 건강하고 행복하게 사시기를 기원하며

__________________ 님께 이 책을 드립니다.

__________________ 드림

나 예뻐 보여?

사람들은 화장을 하거나 옷을 하나 새로 사 입으면서 '나 예뻐 보여?', '나 젊어 보여?' 하고 묻기를 좋아한다. 사람들은 다른 사람에게 어떻게 보이는가에 대해 민감하다. 그리고 실제 자기 모습보다 더 예쁘고 더 젊게 보이기를 바란다. 그게 잘 안 되면 크게 낙담한다. 하지만 너무 걱정하지 말라. 미스코리아들도 남모를 콤플렉스가 다들 있다. 자신감을 가지자. **당신은 이미 '충분히' 예쁘고 젊다.** 그저 약간의 노력을 기울여 실제보다 더 밉거나 나이 들어 보이지 않도록 하는 것으로 충분하다.

How can 'the consent of the governed' be given, if the right to vote is denied?
투표할 권리가 거부된다면 어떻게 '통치 받는 자들의 동의'를 표할 수 있겠는가?
– 수잔 B. 앤서니 (Susan B. Anthony, 미국 사회개혁가, 1820~1906) –

피부가 예뻐지고 행복해지는 캘린더

피부 Breakfast

피부과전문의 | 의학박사 | 피부 칼럼니스트
미인피부과 대표원장 **이수근**

365 Daily Skin Calendar

BG 북갤러리

1년 동안 수고 많으셨습니다. 새해 복 많이 받으세요.

금년의 마지막 해가 떠올랐다. 앞으로 더 이상 오늘의 해를 기억하지 않을 것이다. 자꾸 백미러만 쳐다보는 운전사는 드라이브를 즐길 수 없다. 지난 1년을 마감하며 그동안 무엇을 배웠는지 무엇을 잃어버렸는지 적어보자. 그것으로 충분하다. 31일은 졸업식이요 1일은 입학식이다. 금년에 잘 달린 선수는 내년에 남들보다 20m는 더 앞에서 출발하는 것이고 잘 못 달린 선수는 10m 쯤 뒤에서 출발하는 셈이다. 아직 역전의 기회는 충분히 있다. **카네기의 말처럼 아직 내 인생의 밀물은 오지 않았다.**

Life is half spent before we know what it is. 인생은 우리가 그것을 알기도 전에 절반이 지나간다. 철 나자 망령 난다.

– 아일랜드 속담 –

01 / 01

피부과 의사의 새해소원

오늘은 한 해를 시작하는 날이다. 피부과 의사로서 소원이 있다면, 새해에는 우리나라 국민들의 피부가 더 깨끗해지고 더 고와졌으면 좋겠다. 새해에는 즐겁고 행복한 일들이 많이 생겨서 미소가 떠나지 않았으면 좋겠다. 불법미용시술과 그 폐해가 사라졌으면 좋겠다. 양심적이면서 최신 의술로 무장한 좋은 피부과들이 많이 생겼으면 좋겠다. 오존층이 덜 파괴되어 피부암 환자가 늘지 않았으면 좋겠다. 그리고 무엇보다 내가 매일 치료하는 환자들의 얼굴에서 없어지는 주름만큼 그들의 삶이 행복해졌으면 좋겠다.

Honesty pays. 정직해서 손해 없다.

– 속담 –

뜨거운 목욕은 피부질환에 어떤 영향을 주나

온천이나 사우나에 가면 그 효능을 적어놓은 글을 볼 수 있다. 특히 각종 피부질환들이 좋아진다고 되어 있다. 온천수의 유황성분이 향균, 항염작용을 나타내고 뜨거운 목욕이 혈액순환을 촉진해 피부색이 좋아질 수는 있다. **하지만 뜨거운 목욕은 일반적으로 많은 피부질환들을 악화시킬 수 있으니 잘 모르겠으면 피부과 의사에게 먼저 물어보고 가자.** 술이 여드름이나 피부염을 악화시키는 것과 비슷한 이유다. 뜨거운 온도는 혈관을 확장시키고 염증세포들이 많이 몰려와 피부염이 더 나빠질 수 있는 것이다.

Cast never a clout till May is over. 5월이 다 가기 전에 외투를 벗지 말라. 성급하게 행동하지 말라.

– 속담 –

겨울철에는 왜 목이 가려워질까

날씨가 추우면 두꺼운 옷을 꺼내 입게 되고 목을 칭칭 감고 다니게 된다. 그런데 목 부분이 가려워서 긁다가 결국 목이 시뻘게져서 병원에 오시는 분들이 꽤 많다. 폴라티나 목도리가 목의 맨살에 자극을 주는 상태에서 땀에 의해 화학성분이 녹아나와 심한 가려움증과 자극성피부염이 발생한 것이다. **겨울철에 맨살 특히 목에 닿는 옷은 가급적 면이나 캐시미어 제품을 착용하는 것이 좋다.** 참고로 캐시미어는 섬유의 보석이라 일컬어지며 캐시미어 염소 네 마리에서 스웨터 한 벌 정도밖에 만들어지지 않는다고 한다.

Extremes meet. 극과 극은 통한다.

– 속담 –

연말에 모임이 많을 때의 피부관리법

연말에는 각종 모임이 많고 생활이 불규칙해지면서 피부에는 비상이 걸린다. 어떻게 하면 피부를 지킬 수 있을까. 우선 꼼꼼한 세안은 기본이다. 특히 피곤하다고 화장을 안 지우고 자는 것은 피부가 나빠지라고 주문을 외우며 자는 것과 다름없다. 음주는 가급적 줄이거나 피하고 담배도 직접흡연, 간접흡연 다 해로우니 피하도록 한다. 회식자리에서 흡연자를 피해서 앉는 것도 지혜다. 수시로 물과 과일주스를 마시면 좋고 시간여유가 되면 피부과에 자주 들러 가벼운 필링이나 피부관리를 받도록 하자.

An apple a day keeps the doctor away. 하루 한 개의 사과는 의사를 필요 없게 만든다.

– 속담 –

이태리타월은 made in Italy ?

이태리에는 이태리타월이 없다. 각 나라마다 비누거품을 내는 스펀지나 타월이 있지만 이태리타월처럼 거품을 내면서 때도 효과적으로 밀어주는 타월은 우리 나라에만 있다고 한다. TV에도 나온 가장 신빙성 있는 얘기에 따르면, 어떤 한국 사업가가 까칠까칠한 천으로 때를 밀면 좋겠다는 생각으로 어렵게 재료를 구했는데, 그게 아무도 눈길 주지 않던 이태리 수입천이었고 그걸 제품으로 내놓아 크게 히트를 쳤다고 한다. 그래서 이름이 이태리타월이 되었다고 한다. 역시 한국 사람은 똑똑하다.

Don't count your chickens before they are hatched. 알을 까기도 전에 병아리 수를 세지 마라. 떡 줄 사람은 생각도 않는데 김칫국부터 마시지 마라.

– 속담 –

새해에는 피부에 관심을

요즘 대부분의 사람들이 1년을 정리하고 새로운 계획들을 짜느라 바쁘다. 새해에는 운동도 시작하고 영어학원도 다녀볼 계획을 짠다. 매주 한 권씩 책을 읽겠다는 계획도 세워보고 새해에는 기어코 운전면허를 따겠다는 결심도 한다. 피부과 의사로서 새해에는 피부에 좀 더 관심을 가지시기를 진심으로 바란다. 피부에 애정을 가지자. 피부는 그저 가죽이 아니다. 나의 가장 소중한 재산 중 하나다. 비싼 치료는 안 받아도 좋으니 괜찮은 피부과 선생님 한 분을 주치의로 모시고 자주 조언을 듣기로 결심하자.

Birds of a feather flock together. 같은 깃털을 가진 새끼리 모인다. 유유상종.

— 속담 —

보톡스의 정체

코카콜라만큼 유명한 약이 몇 개 있는데 대표적인 것이 바로 보톡스(Botox®)다. 1990년대 초에 기적의 주름 치료제로 등장해 간편한 성형시술의 대명사가 되었다. 한 번 시술에 5분도 걸리지 않는 간단한 주사가 얼마나 대단한 효과를 가지고 있는지를 생각해보면 정말 놀랍다. **비록 4~6개월마다 재 치료가 필요하지만, 두 달마다 미용실에 가서 몇 시간씩 앉아있는 것을 생각해보면 보톡스만큼 간편하고 좋은 치료도 없다.** 시술비용도 철따라 옷 한 벌씩 해 입는다고 생각하면 될 정도이다.

The more you sweat in peace, the less you bleed in war. 평화로울 때 땀을 더 흘리면 전쟁에서 피를 덜 흘린다.

— 하이먼 리코버 (Hyman Rickover, 미국제독, 1900~1986) —

피부과 의사가 프로포즈하는 법

프로포즈할 때 사진사는 '웃으세요. 좋아요. 다시 한 번 웃어보세요. 그리고 그 표정으로 제 청혼을 받아주세요' 라고 말한다고 한다. 성우는 '나는 여러 사람의 목소리를 낼 수 있지만 지금은 내 목소리로 말합니다. 저와 결혼해주세요.' 라고 말한다. 종합병원 전문의는 '날 만날 때 예약을 하지 않아도 되는 유일한 여자가 당신이었으면 좋겠어요.' 라고 말한다. 피부과 의사라면 이렇게 말할 것 같다. '당신을 향한 뜨거운 내 마음이 당신 피부에 3도 화상을 입힌다 해도 항상 내 곁에 있어주시겠습니까?'

What is a friend? A single soul dwelling in two bodies. 친구란 무엇인가? 두 몸에 깃든 하나의 영혼이다.

– 아리스토텔레스 (Aristotle, 그리스철학자, BC384년~BC322년) –

나는 잡티가 싫어요

잡티가 여기저기 낀 얼굴은 긁힌 자국이 많은 자동차만큼이나 신경 쓰인다. 잡티의 주원인은 아무래도 만성적인 자외선 노출이다. 발생 부위도 주로 얼굴이나 손등, 팔과 같이 항상 노출되는 부분이다. 잡티는 그 자체로는 색깔 말고는 별 문제될 것이 없지만 자외선 노출이 그만큼 많았다는 반증이 되며 광노화가 빨리 진행되고 있음을 의미할 수 있다. 따라서 잡티가 많이 생기기 시작한다면 잡티 치료에만 신경 쓰지 말고 전반적인 피부노화 관리에 대해 피부과 전문의와 상담할 필요가 있다.

Poverty makes you sad as well as wise. 가난은 사람을 현명하게도 처절하게도 만든다.

– 속담 –

미인피부과 www.meinclinic.com

외로운 사람들도 즐거워지게

크리스마스는 모두에게 즐거운 날이다. 애들은 애들대로 선물꾸러미를 하나하나 끌러보며 기뻐하고 어른들도 모처럼 가족들과 함께 더없이 행복한 시간을 보낸다. 그런데 외로운 사람들도 많다. 아직 짝이 없는 처녀 총각들도 쓸쓸하고 가족들과 생이별해있는 국군 장병들과 유학생들도 외롭다. 고아원과 양로원은 물론이거니와 노숙자들도 무척 쓸쓸하다. 성탄절의 의미를 잊지 말고 불쌍한 사람들에게 작은 손길들을 전하자. 따뜻한 말 한마디에도 눈물 흘리며 고마워하는 사람들이 많다.

He is a good friend who applauds me behind. 뒤에서 칭찬해주는 이가 좋은 친구이다.

– 속담 –

피부는 두 가지 방식으로 늙는다

사람은 누구나 늙는다. 특히 바깥으로 드러나 있는 피부가 노화되는 과정은 보기 싫어도 평생을 관찰하며 살아야 한다. 피부의 노화에는 두 가지가 있다. 생리적으로 자연적으로 나이 들어가는 내인성노화와 자외선에 의한 광노화가 그것이다. 서로 특징이 다르다. 예를 들어 내인성노화는 피부결이 점점 매끈해지고 양성의 피부종양을 만들지만 광노화는 피부결이 거칠고 두꺼워지며 악성 피부종양도 흔히 발생한다. **곱게 늙고 싶은가.** 그렇다면 아무래도 자외선을 피하면서 사는 것이 정답이다.

Fame is written on ice and eventually the sun comes out. 명성이란 얼음 위에 쓰여지는 것! 결국엔 태양이 뜨고.

– 속담 –

크리스마스의 선물

동방박사들이 아기 예수께 경배하기 위해 가져온 예물은 황금과 유향과 몰약이다. 각 예물에는 신학적인 의미가 있다고 하는데 공통점은 값지고 귀한 것들이라는 것이다. 길가에 아무렇게나 피어있는 잡초를 뜯어 선물로 주는 사람은 없다. **가격이 비싸지는 않더라도 주고받는 당사자들에게 귀하게 여겨지는 것들을 주는 것이 선물이다.** 예수께서도 온 인류를 구원하시기 위해 자신의 모든 것을 선물로 주셨다. 이런 의미를 되새기며 가족과 이웃들에게 귀한 것들을 선물하는 뜻 깊은 성탄절이 되었으면 좋겠다.

It takes a great deal of history to produce a little literature. 약간의 문학을 만들어 내기 위해 아주 많은 역사가 필요하다.
— 헨리 제임스 (Henry James, 미국작가, 1843~1916) —

01 / 07

잘 생겨서 죄송합니다

지금은 고인이 된 모 코미디언이 남긴 유행어 가운데 하나가 '못 생겨서 죄송합니다' 였다. 그 분은 미남은 아니었지만 구수하고 진솔한 개그로 많은 사람들의 사랑을 받았다. 우리 주위에는 어느새 잘 생긴 사람들이 많아졌다. TV에도 이전처럼 개성 있는 얼굴은 별로 없고 소위 얼짱이나 피부짱에 들어가는 분들이 주로 보인다. 그런데 너무 잘 생기면 사람들이 부담을 느끼고 가까이 하기도 어렵다. 그런 분들은 '잘 생겨서 죄송합니다' 라는 웃기는 멘트라도 해줘야 사람들이 친근감을 느낄 것 같다.

A great writer is, so to speak, a second government in his country. And for that reason no regime has ever loved great writers, only minor ones. 위대한 작가는 말하자면 제2의 정부다. 그래서 어떤 정권도 3류 작가라면 몰라도 위대한 작가를 좋아한 적이 없다.

– 알렉산더 솔제니친 (Alexander Solzhenitsyn, 러시아작가, 1918~2008) –

12 / 23

루돌프 사슴코가 빨간 이유

크리스마스에 떠오르는 동물이 있다면 그건 바로 루돌프 사슴이다. 그런데 루돌프 사슴의 코는 왜 빨간색일까? 원작자인 로버트 메이 자신이 빨간 코(아마도 주사비(酒齄鼻))였기 때문에 그렇게 묘사된 것이라고 한다. 또 다른 의견으로 기생충 때문이라는 말도 있지만 어차피 주사(rosacea)라는 질환 자체가 기생충의 일종인 모낭충이 원인인 경우가 많다. **어쨌든 루돌프는 연약하고 수줍음이 많아 동료 사슴들로부터 항상 따돌림을 당했지만 남다른 '피부질환' 때문에 안개 낀 성탄절 날 스타로 떠올랐다.**

Time is a great teacher, but unfortunately it kills all its pupils. 시간은 위대한 스승이기는 하지만 불행히도 자신의 모든 제자를 죽인다.
— 헥토르 베를리오즈 (Hector Berlioz, 프랑스작곡가, 1803~1869) —

샘플 좋아하다가

화장품 샘플을 써본 기억이 있을 것이다. 요즘 인터넷에 보면 아예 샘플 화장품만 전문적으로 판매하는 쇼핑몰도 생겨났다. 조그만 샘플들을 낱개로 팔기도 하고 큰 용기에 담아서 팔기도 한다. 정품에 비해 40~60% 정도의 가격이다. 정품과 차이가 없다는 멘트도 꼭 붙어있다. 그런데 이들 샘플엔 대개 유통기한 표시가 없어 간혹 유통기한이 지난 변질제품이 돌아다닐 수 있고 그런 제품을 쓰고 트러블이 생겨 피부과를 찾는 환자들도 있다. 품질은 정품과 같다고 치더라도 이건 좀 문제가 있으니 주의하자.

He who would gather honey must bear the sting of the bees. 꿀을 모으려는 사람은 벌의 침을 참아야 한다.

– 속담 –

크리스마스 선물을 양말 속에 받는 이유

크리스마스가 되면 선물을 기대하며 양말을 머리맡에 두고 자고는 했었다. 왜 하필이면 양말일까. 그 유래는 성 니콜라스가 너무 가난해서 결혼을 못하고 있던 세 자매의 딱한 사연을 들은 데서 시작되었다고 한다. 니콜라스는 몰래 도움을 주고자 집 굴뚝으로 올라가 금주머니를 살짝 떨어뜨렸는데 그것이 우연히 널어두었던 양말 속에 들어갔다는 것이다. 이것이 양말 전통의 시작이다. 큰 선물을 받으려면 큰 양말이 필요하다. 우리 마음의 양말은 요즘 너무나 작고 초라한 것은 아닌지 모르겠다.

America is a large, friendly dog in a very small room. Every time it wags its tail it knocks over a chair. 미국은 아주 작은 방 속에 있는 크고 다정한 개 같아서 꼬리를 흔들 때마다 의자를 넘어뜨린다.

– 아놀드 토인비 (Arnold Toynbee, 영국역사가, 1889~1975) –

악지성, 지성, 중성, 건성 그리고 악건성 피부

환자들에게 피부타입이 어떻게 되냐고 물어보면 악지성에서 악건성까지 답변이 다양하다. 사실은 누구나 피부는 복합성이다. 눈과 입 주위 피부는 누구나 어느 정도 건조하며 티존은 누구나 어느 정도 지성이다. 화장품을 구입할 때 자신의 피부 부위별 특성을 고려해야 한다. 그리고 여드름이 심한 지성피부라 하더라도 한겨울에는 건조해지기 쉬우므로 기름을 많이 빼는 세안제는 피하는 것이 좋다. 여드름 환자가 겨울철에 얼굴 여기저기 버짐 핀 것처럼 각질들을 달고 다니는 것은 별로 깔끔해 보이지 않는다.

He who would climb the ladder, must begin at the bottom. 사다리를 오르려는 사람은 반드시 가장 아랫부분부터 밟고 올라가야 한다.

– 영국속담 –

껍데기냐 껍질이냐

한 환자분께서 피부과 의사인 내가 자기 때문에 고생이 많다며 '제 껍데기 때문에 좀 피곤하시죠?' 하셨다. 사람 피부는 껍데기가 맞을까 껍질이 맞을까. 국어사전에 보니 '껍질'은 딱딱하지 않은 무른 물체의 거죽을 싸는 질긴 물질이고 '껍데기'는 달걀이나 조개 같은 것의 겉을 싸고 있는 단단한 물질이다. 사과껍질이라고는 해도 사과껍데기라고 하지는 않는다. 그렇다면 사람 피부는 껍데기가 아니라 껍질이다. 그런데 그렇더라도 사람에게 '껍질'이나 '가죽' 같은 말을 쓰는 것은 어울리지 않는 것 같다.

There is a light at the end of tunnel. 터널 끝에 빛이 있다.

— 속담 —

피부 주치의

크리스마스도 벌써 2주가 지났지만 아직도 여기저기 크리스마스 트리와 장식들이 남아있어 보는 이들을 즐겁게 한다. **하지만 연말연시의 잦은 모임과 불규칙한 생활로 인해 피부는 썩 좋은 상태가 아닐 가능성이 높다.** 여드름이나 뾰루지가 여기저기 돋아있고 피부는 건조하면서 각질이 일고 왠지 잔주름도 많아진 것 같다. 자신의 피부 문제를 정확하게 파악하고 피부관리를 체계적으로 받고 싶다면 믿을만한 피부과 선생님 한 분을 주치의로 삼으면 좋다. 필자에게도 가족 단위로 5년 이상 진료 받는 환자들이 많다.

Although the world is full of suffering, it is full also of the overcoming of it. 세상은 고통으로 가득하지만 한편 그것을 이겨내는 일로도 가득 차있다.
— 헬렌 켈러 (Helen Keller, 미국사회사업가, 1880~1968) —

미인피부과 www.meinclinic.com

세계적인 고민거리 – 실리콘 불법 주사

필러 즉 피부 속에 뭔가를 넣어서 모양을 개선시키려는 시도는 19세기 말, 자기 지방을 떼어내어 피부가 꺼진 다른 부위에 이식했던 것부터 출발했다. 그 후 파라핀, 실리콘 주사가 바통을 이어받았는데 이들은 암이나 심각한 이물반응을 유발해 지금은 많은 나라에서 금지하고 있다. **하지만 아직 비의료인들에 의한 실리콘 불법 주사가 근절되지 않고 있어 문제다.** 그리고 지금도 유럽에서는 실리콘 주사를 법적으로 막지 않는 국가들이 많아 유럽에서 필러시술을 받는 분들의 주의가 요망된다.

I met a lot of people in Europe, I even encountered myself. 나는 유럽에서 많은 사람들을 만났다. 심지어 나 자신과도.

– 제임스 볼드원 (James Baldwin, 미국작가, 1924~1987) –

January

01 / 11

타임紙가 선정한 10대 건강식품 – 토마토

타임지에서 선정한 10대 건강식품은 토마토, 시금치, 적포도주, 견과류, 브로콜리, 귀리, 연어, 마늘, 녹차 그리고 블루베리이다. 토마토가 빨갛게 익으면 의사 얼굴이 파래진다는 유럽속담이 있다. 토마토의 붉은색을 내는 리코펜은 항산화효과가 크고 전립선암을 비롯한 각종 암을 예방해준다. 칼로리가 낮아 다이어트나 당뇨병 환자에게도 좋다. **풍부한 비타민 C는 감기 등에 대한 저항력을 높여주는 것은 물론 멜라닌색소의 생성을 억제해 기미나 주근깨를 예방해준다.** 익혀먹으면 리코펜의 흡수율이 높아진다.

The hardest work is to go idle. 가장 하기 힘든 일은 아무 일도 안하는 것이다.

– 이스라엘속담 –

동상이나 동창에 걸리지 말자

군대에서 걸린 동상이라며 계면쩍게 발가락을 보여주시는 중년남성들이 있다. 어려웠던 시절의 얘기인 듯싶지만 지금도 동상이나 동창에 걸리는 사람들이 있다. **동상은 −2~−10℃ 정도의 추위 속에 노출된 연부조직이 얼어버리는 심한 손상이고 동창은 한랭에 과민한 사람에서 생기는 가벼운 손상이다.** 군대에서 물에 잠긴 참호 속에 오랫동안 발을 담근 후 생기는 손상은 침수족이며 영상의 온도에서도 생긴다. 보통 매년 겨울에 재발했다가 봄에 좋아진다고 말할 때의 한랭손상은 동창이다.

It is a man's own fault, it is from want of use, if his mind grows torpid in old age. 늙어서 마음이 둔해진다면 그것은 당사자의 잘못이다. 즉, 그것을 덜 이용하기 때문인 것이다.

— 사무엘 존슨 (Samuel Johnson, 영국비평가, 1709~1784) —

여드름과 칙칙한 피부 해결에 탁월한 피부 스케일링

1990년대 중반부터 불기 시작한 피부 스케일링의 열풍이 아직 뜨겁고 특히 여드름 환자에 대한 표준적인 치료법으로 자리를 잡았다. 피부 스케일링은 모공을 막고 있는 각질을 효과적으로 녹여내어 여드름과 피지가 잘 빠져나오게 도와주고 향후 여드름이 재발하는 것을 예방한다. 또한 전반적인 각질층을 큰 자극 없이 벗겨냄으로써 칙칙한 피부가 맑아지고 화장도 잘 받는다. 대개 1~2주 간격으로 5회 이상 시행한다. 미백이나 홍반 치료기능이 추가된 화이트 스케일링이나 홍반 스케일링도 적극 추천할만하다.

Words are women, deeds are men. 말은 여자의 것이고, 행동은 남자의 것이다.

– 속담 –

미인피부과 www.meinclinic.com

레깅스와 피부건강

요즘 레깅스 입은 젊은 여성들이 많다. 다양한 디자인의 무늬와 색깔, 그리고 추위까지 막아줄 수 있어 겨울철에 인기다. **그런데 피부과에는 레깅스 때문에 생긴 새로운 피부병 환자들이 늘고 있다.** 다리를 꽉 조이는 레깅스의 특징 때문에 자극성 또는 알레르기성의 접촉피부염이 생기기 쉽다. 바깥에선 패션이 돋보이다가 집에서 다리를 긁고 있는 모습은 별로 예쁘지 않다. 특히 펄이 들어간 제품은 주의하고 땀이 젖은 채로 오래 입고 있는 것은 좋지 않다. 매일 착용하는 것도 피하도록 하자.

That which a man likes is half done. 좋아서 하는 일은 이미 반은 이룬 셈이다.

– 속담 –

박피와 필링은 뭐가 다를까

박피는 얼굴을 완전히 갈아내는 강한 치료고 필링은 약한 것으로 오해하시는 분들이 많은데 둘은 완전히 같은 뜻이다. 근래에 많은 박피와 필링들이 갑자기 소개되는 바람에 오해가 생긴 것이다. **박피는 피부를 젊어지게 만드는 효과가 있으며(rejuvenation) 여드름, 모공, 잔주름, 어두운 피부톤, 기미나 주근깨, 각종 흉터 그리고 칙칙한 피부 등을 호전시킨다.** 박피에는 종류가 많은데 크게는 화학 박피, 레이저 박피 그리고 기계적 박피로 나누고 각각 다양한 강도의 치료법들이 개발되어 있다.

When the wolf grows old, the crows ride him. 늑대가 늙으니 까마귀가 등에 올라탄다.

– 속담 –

12 / 17

난로에 가까이 있었더니 다리에 거미줄 같은 자국이

겨울철에 젊은 아가씨가 피부과에 와서 종아리에 생긴 거미줄 같은 갈색 자국을 보여줄 때가 있다. 열성홍반(erythema ab igne)이다. 피부가 화상입지 않을 정도의 강한 열에 오래 노출될 때 독특한 모양의 홍반과 색소침착이 생기는 현상이다. 난로나 온열매트가 흔한 원인이고 노트북을 무릎에 놓고 장시간 작업하는 사람도 걸릴 수 있다. **쉽게 말해서 피부가 익은 거라고 보면 된다.** 열성홍반 자국은 잘 안 없어진다. 난로에는 고구마나 가래떡을 익혀먹어야지 애꿎은 피부를 익혀서는 안 된다.

Television has a real problem. They have no page two. 텔레비전은 한 가지 심각한 문제를 안고 있다. 바로 두 번째 페이지가 없다는 것이다.

– 아트 버크월드 (Art Buchwald, 미국칼럼니스트, 1925~2007) –

얼굴이 두꺼운 사람

낯이 두껍다 또는 얼굴피부가 두껍다는 말이 있다. 뻔뻔스럽고 염치가 없어 부끄러움을 모른다는 뜻이다. 한자로는 후안무치(厚顔無恥)다. 사람의 피부는 과연 얼마나 두꺼울까. 피부는 표피, 진피, 피하지방층으로 나누는데 감정변화는 진피의 혈관확장으로 나타나니 그 위의 표피가 두꺼운 사람이 후안무치의 가능성이 있을 것이다. 표피는 가장 얇은 곳인 눈꺼풀이 0.04mm이고 손바닥이 1.6mm이다. 평균 0.1mm인데 나이가 들수록 두꺼워지고 남자가 여자보다 두껍다. **다시 말해서 나이든 남자는 낯이 두껍다.**

Youth smiles without any reason. It is one of its chiefest charms. 젊은이들은 별이유 없이 웃지만 그것이야말로 그들이 가진 가장 큰 매력중의 하나이다.

– 속담 –

오죽 지저분하게 살았으면 피부병에 걸릴까

흔한 편견 중의 하나는 지저분한 피부에 피부병이 생긴다는 것이다. 완전히 틀린 말은 아니지만 그래도 여드름이나 지루피부염 등 많은 질환들을 그냥 잘 안 씻어서 생기는 것으로 생각하는 것은 큰 오해다. 피부가 지저분하고 청결하지 않으면 일부 피부병에 걸릴 가능성이 높아지기는 한다. 그래도 피부의 청결 정도가 크게 관여되는 피부질환은 의외로 많지 않다고 할 수 있다. 심지어 무좀도 지저분해서 생겼다기보다는 무좀곰팡이에 대해 환자의 면역력이 약한 것이 더 중요한 요인이라고 본다.

Wake not a sleeping lion. 잠자는 사자를 깨우지 말라.

– 속담 –

January
01 / 15

어렸을 때 점 뺀 흉터가 보기 싫은데 지금은 장비가 발달했는지

다행히도 그동안 점 빼는 기술과 장비가 발전했다. 90년대 초까지는 전기소작술이 주로 사용되었는데 이 방식은 지금도 특별한 경우에 유용하게 쓰이지만 점 치료의 대세는 레이저로 넘어간 상태다. 요즘은 대개 탄산가스 레이저로 태워서 없애는데 이전보다 더 깔끔하게 치료하는 것은 가능해졌으나 크거나 깊은 점을 빼는 데는 한계가 있다. **크고 깊은 점에는 레이저 박피에 사용되는 어비움야그 레이저가 효과적인데 정밀한 초소형 대패를 연상하면 된다.** 깊은 점도 흉터를 거의 남기지 않고 잘 뺀다.

The trouble with a kitten is that eventually it becomes a cat. 귀여운 고양이에 대해 한 가지 걱정이 있다면 그것이 결국 큰 고양이가 되고 만다는 것이다.
– 오그던 내시 (Ogden Nash, 미국시인, 1902~1971) –

미인피부과 www.meinclinic.com

턱이 너무 짧아서 고민이 많다면

턱이 작으면 귀여워 보일 수도 있다. 하지만 아무래도 얼굴 전체 크기에 비례해서 어느 정도는 턱이 나와 있는 것이 세련되고 서구적으로 보인다. 의학적으로는 턱뼈 즉 하악골 전체가 작은 경우와 턱끝 부분만 작은 경우로 나눈다. **너무 심각하게 턱뼈가 작다면 큰 수술이 필요하겠지만 턱끝을 조금만 키워주면 된다면 간편한 필러 주사를 대체할 만한 치료가 거의 없다.** 시술에는 10분 정도 걸리는데 원하는 모양으로의 성형이 쉽다. 즉시 일상생활하는데 거의 지장이 없어서 더욱 좋다.

Freedom is a system based on courage. 자유는 용기에 바탕을 둔 제도이다.

– 샤를 페기 (Charles Peguy, 프랑스사상가, 1873~1914) –

털도 하는 일이 있다

하찮아 보이는 털에도 기능이 있다. 첫째는 피부보호 기능이다. 외부의 잦은 마찰과 충격으로부터 피부와 두피, 나아가서 두개골 내의 뇌를 보호한다. 피부의 붙박이 옷과 헬멧이라고 생각하면 된다. 체온유지도 중요한 기능이다. 아무 옷도 입지 않은 동물들이 한겨울에 추위를 이겨내는 비결은 두터운 털에 있다. 이성에게 매력적으로 보이게 하거나 전반적인 건강의 바로미터 역할도 한다. 애완동물을 고를 때 털에 윤기가 없고 색깔이 선명하지 못하면 건강하지 않은 동물로 판단하게 된다. 사람도 비슷하다.

One man with courage makes a majority. 용기 있는 한 사람이 다수의 힘을 갖는다.
— 앤드류 잭슨 (Andrew Jackson, 미국대통령, 1767~1845) —

물이 바뀌면 왜 피부에 뭐가 날까

여행이나 해외출장을 다녀온 분들을 보면 안 나던 여드름도 나고 배탈도 나는 것을 볼 수 있다. 보통 이럴 때 '물이 바뀌어서…' 또는 '물 갈아 마셔서…' 라는 표현을 쓴다. 정말 위생상태가 안 좋은 곳을 다녀왔다면 청결하지 못한 물 때문에 피부병이나 위장병이 생길 수도 있다. 하지만 물은 물일뿐이다. **그보다는 생활리듬이 깨지고 새로운 긴장감으로 인한 스트레스가 더 중요한 원인이 된다고 본다.** 환경변화에 민감한 분들은 여행갈 때 꼭 위장약이나 여드름 약을 챙겨 가면 좋다.

Happiness is a warm puppy. 행복이란 포근한 강아지 한 마리다.
— 찰스 슐츠 (Charles M. Schulz, 미국만화가, 1922~2000) —

웰빙 레이저

세상이 많이 좋아졌다. 잡티나 잔주름이 잔뜩 있는 분들은 이전에는 피부과에 레이저를 하러가면서 큰 맘 먹고 가야했다. 딱지가 1주일 앉아있을 테니 휴가도 내야 했다. 그리고 그냥 막연한 '처지고 탄력이 없는' 피부에 대해서는 그나마 레이저로도 별 방법이 없었다. 그런데 지금은 휴가 낼 필요가 없는 '웰빙 레이저' 들이 많이 사용된다. IPL, 레이저 토닝 그리고 폴라리스나 써마지 같은 고주파 레이저가 그들인데, 딱지도 안 생기고 피부가 젊어지며 오랫동안 피부에 보약 같은 효과를 준다는 의미에서 그렇다.

Riches have wings. 돈에는 날개가 있다. 돈은 헤픈 것.

– 속담 –

미인피부과 www.meinclinic.com

말할 때마다 턱이 우굴쭈굴해지는데

말할 때 혹은 심지어 가만히 있어도 턱 피부가 우굴쭈굴하신 분들이 있다. 소위 말하는 자갈모양턱(Cobblestone chin) 또는 귤껍질모양턱(Peau d'orange chin)이다. 꼭 무슨 흉터처럼 울퉁불퉁하게 파여 있지만 진짜 흉터는 아니다. 턱의 이하근이라는 근육 때문에 생기는 현상으로 보톡스로 가볍게 치료된다. 증상이 심해져 진피콜라겐과 피하지방층까지 소실되었다면 필러를 함께 주사해준다. 반달모양으로 생기는 턱끝주름(mental crease)도 역시 보톡스로 치료하며 필요하면 필러도 함께 주사한다.

Affliction teacheth a wicked person sometime to pray; prosperity never. 고뇌는 이따금 악인에게 기도하는 법을 가르치지만 행복이 기도를 가르치는 경우는 절대 없다.

– 속담 –

보톡스는 알겠는데 필러 주사는 또 뭔가

주름을 치료하러 오신 분들 중에는 보톡스(Botox®)는 들어봤는데 필러는 처음이라는 분들이 간혹 계신다. 필러는 보톡스와 함께 간편하게 젊어지고 예뻐지는 대표적인 시술로 꼽힌다. 시술법은 보톡스보다 좀 더 까다로워 숙련된 전문의의 시술을 요한다. **보톡스가 해결하기 어려운 주름들, 예를 들어 팔자주름이나 깊은 미간주름에 더없이 유용하다.** 입술을 도톰하게 하고 수술 없이도 코를 높이며 볼이나 이마가 꺼졌다고 생각하는 분들에게 간편한 해결책을 제시한다. 요즘은 애교살도 필러로 넣는다.

On the wings of time grief flies away. 시간의 날개를 타고 슬픔은 날아가 버린다.

– 속담 –

종아리 알통이 장난이 아니라면

보톡스가 얼굴 이외에 가장 크게 성공한 미용 치료분야로 종아리윤곽술을 꼽을 수 있다. 우리나라 여성의 다리는 서양사람들보다 짧고 두꺼워 보이는 경향이 있어 무다리라는 오명도 듣는다. 다들 날씬한 종아리를 좋아한다. **보톡스는 사각턱을 갸름하게 만드는 원리와 비슷하게 종아리의 알통을 예쁘게 줄여준다.** 기존의 근육절제술과 신경절제술은 심각한 후유증 가능성을 염두에 두어야 하고 새로 등장한 고주파 치료법은 회복기간이 오래 걸리고 보톡스보다는 효과가 좀 미약한 것이 단점이다.

Choose neither a woman nor linen by candle light. 옷감과 색시는 밝은데서 골라라.

– 속담 –

처음 받는 화장품 교육

10대 소녀들이 어머니 화장대 앞을 서성일 때 무조건 못하게만 막을 것이 아니라 화장에 대한 올바른 개념을 잡아주자. 포함될 내용은.. **건강한 피부를 가진 10대에는 화장품에 의지하지 않더라도 대개 자신의 피부에서 만들어져 분비되는 피지만으로도 충분한 보습과 피부보호작용을 기대할 수 있다.** 나이가 들어서도 스킨이나 로션과 같은 한두 개의 기초 화장품만으로 충분한 사람들도 적지 않다. 그리고 자신에게 맞지 않는다고 생각되는 화장품은 아무리 비싼 제품이라도 즉시 사용을 멈추는 것이 좋다.

01 / 19

A woman will doubt everything you say except it be complements to herself.
여자는 자신에 대해 들려준 칭찬의 말 이외에는 상대편의 말 모두를 의심하는 존재다.
— 속담 —

최신이면 다 좋은 치료일까

요즘 인터넷이나 대중잡지에는 피부과 의사인 필자에게도 낯선 피부 치료법들이 꽤 많이 나온다. 하나같이 대단한 치료효과들을 자랑한다. **그런데 그중 상당수는 공인받지 못한 시술이므로 주의해야 한다.** 나라에선 신기술로 등록되지 않은 치료법 광고를 규제하고는 있는데 잘 안 된다. 우리 병원에서만 하는 시술이라는 식의 광고에는 현혹되지 말자. 물론 공인된 치료법도 계속 등장하고 있다. 새로운 레이저 이름에 익숙해지기도 전에 또 다른 레이저가 등장하는 식이다. 믿을만한 피부과 주치의를 알아두자.

There is a woman in every case; as soon as they bring me a report, I say, 'Look for the woman.' 모든 사건에는 여자가 있다. 사건이 생길 때마다 나는 말한다. '여자를 찾아라.'

— 알렉산드르 뒤마 (Alexandre Dumas, 프랑스작가, 1802~1870) —

점쟁이가 되어버린 피부과 의사

환자들과 다른 문제로 상담하다가 뜬금없이 '한 달쯤 전에 많이 아팠거나 힘든 일이 있었죠?' 하고 물을 때가 있다. 환자들은 대개 '아니, 그걸 어떻게 아셨어요?' 하며 깜짝 놀란다. 그리고 비결을 궁금해 한다. 별거 아니다. 보우선(Beau's line)이라고 해서 손톱에 가로방향으로 흰색선이 보이면 그 당시에 몸에 큰 스트레스가 있어서 손톱성장에 일시적인 장애가 있었음을 의미한다. 손톱은 다 자랄 때까지 약 3개월이 걸리므로 시간을 역계산하면 된다. 단, 손습진 때문에 생길 수도 있으니 너무 오버하지는 말자.

Choose a wife rather by your ear than your eye. 아내감을 고를 때는 눈보다는 귀를 사용하라.

– 속담 –

팔다리에서 야성이 느껴지다

얼굴이 곱상하고 세련된 옷을 입으신 여성들 중에 팔과 종아리에 털이 많아 고민하는 분들이 적지 않다. 야성마저 느껴진다. **겨드랑이나 콧수염 다음으로 치료문의가 많은 부위가 바로 팔과 종아리이다.** 40~50대의 중년여성들도 그동안 스트레스였다고 말씀하시면서 종아리 제모들을 많이 받으신다. 팔다리는 대개 마취 연고를 바르고 치료하며 팔은 전체가 20분, 다리는 30분 정도 걸리고 종아리만 할 때는 15분, 팔뚝은 10분 정도 소요된다. 시술 직후에는 며칠간 자외선 노출을 피하는 것이 좋다.

Losers are always in the wrong. 이기면 충신, 지면 역적.

– 속담 –

지저분하고 가려운 쥐젖

한 세련된 중년여성이 진료실 의자에 앉아서 처음엔 기미가 있다는 얘기부터 꺼낸다. 의사와 말이 좀 통하면 목을 보여주며 '그런데, 원장님, 여기 보이세요? 목에 이게 다 뭐예요? 너무 너저분해 보이고…' 라고 말한다. 쥐젖이다. **연성섬유종이라고도 부르는데 중년여성의 목, 겨드랑이에 잘 생기고 눈 근처나 속옷 부위에도 생긴다.** 당뇨, 임신, 비만 등과 연관되기도 하지만 원인미상이 대부분이다. 찜질방에서 실면도로 치료하면 염증이나 흉터가 잘 생기니 주의하자. 피부과에서 레이저로 치료하면 깔끔하게 없어진다.

One man who has a mind and knows it can always beat ten men who haven't and don't. 지성을 소유하고 또 그렇다는 것을 아는 사람은 그렇지 못한 열 사람에게 언제나 승리한다.

— 조지 버나드 쇼 (George Bernard Shaw, 영국극작가, 1856~1950) —

피부과에서 하는 흉터 치료

흉터는 한 번 생기면 저절로는 좋아지지 않는다. 여드름이나 아토피 같은 피부병이어야 민간요법이라도 해보지, 흉터는 도대체 집에서 해결할 방법이 없다. 약국에서 처방전 없이 살 수 있는 흉터재생 연고는 너무 약하다. **피부과에 가보면 방법이 있다.** 튀어나온 흉터는 주사를 맞거나 레이저로 깎아내면 되고 움푹 파인 흉터는 크로스 같은 화학 박피나 MTS 그리고 요즘 각광을 받고 있는 셀라스 같은 프랙셔널 레이저로 치료하면 된다. 이외에도 흉터축소수술이나 필러 주사요법이 요긴하게 사용된다.

There is always time to add a word, never to withdraw one. 한 마디 보태어 말할 찬스는 얼마든지 있지만, 이미 내뱉은 말을 취소할 만한 찬스는 절대 생기지 않는다.

– 속담 –

피부 상담은 인터넷에서 받는다!?

대한피부과 의사회에서 2007년에 인터넷을 많이 이용하는 20대~40대 100명을 대상으로 설문조사를 한 일이 있었다. 그 결과 51명은 인터넷에 나와 있는 피부미용 정보를 그대로 따라했으며 그 중 30명은 뜻하지 않은 부작용을 경험했다고 한다. 인터넷에는 우리 몸에 생길 수 있는 거의 모든 질환에 대한 정보들이 그야말로 '넘쳐난다'. 일반인들은 어디까지가 진실이고 어디까지가 잘못된 것인지 판단하기 어렵다. 그리고 그 결과에 대해 누구도 책임지지 않는다. 인터넷은 참고만 하고 절대로 위험한 '실험'을 자행하지는 말자.

The man who does not read good books has no advantage over the man who can't read them. 좋은 책을 읽지 않는 사람은 그것을 읽을 줄 모르는 사람보다 나은 것이 없다.

– 마크 트웨인 (Mark Twain, 미국소설가, 1835~1910) –

여드름 흉터를 레이저로 다 깎아내고 싶은데

매년 방학이 시작될 무렵이면 피부과에는 여드름 흉터가 심한 학생환자들이 레이저박피를 받으러 온다. 현재로서는 여드름 흉터에 대한 가장 강력한 시술법은 어비움야그(Er:YAG) 레이저 박피이다. 흉터를 대패로 밀어버린다고 생각하면 거의 맞는다. 즉, 레이저로 흉터의 경계부를 깎아 부드럽게 만들면서 함몰된 부위의 콜라겐 합성을 촉진시켜 피부를 차올라오게 한다. 한 번의 시술로도 상당히 큰 효과가 있다. 10일 정도만 특수 붕대를 붙이고 집에서 두문불출하면 일상생활에 복귀가 가능하다.

Widows are always rich. 과부는 잘 산다. 홀아비는 이가 서 말, 과부는 은이 서 말.

– 속담 –

알고 있으면 좋은 피부과 약들

아는 것이 힘이다. 각종 습진에 처방되는 먹는 스테로이드 약은 효과가 뛰어나지만 고혈압이나 당뇨병 환자들은 피하는 것이 보통이고 대개 2주 이내에 끊는다. **항히스타민제는 가려움증과 피부염에 좋은데 졸리는 약과 졸리지 않는 약이 있으므로 미리 상의하는 것이 좋다.** 무좀약은 간 기능이 정상인 경우에 처방되며 대개 발 무좀은 2~6주, 발톱 무좀은 3개월 복용하는데 중간에 한번은 간 기능 검사를 하는 것이 보통이다. 그리고 스테로이드같이 소화장애가 예상되는 약은 미리 위장약을 함께 처방해준다.

Only those who dare to fail greatly can ever achieve greatly. 크게 실패할 용기가 있는 자만이 언제나 크게 성취할 수 있다.
— 로버트 F. 케네디 (Robert F. Kennedy, 미국정치가, 1925~1968) —

미인피부과 www.meinclinic.com

양귀비와 클레오파트라는 피부짱

12 / 07

양귀비나 클레오파트라가 오늘날의 기준으로도 얼짱이나 몸짱으로 뽑힐지는 미지수다. 얼굴과 몸매미인의 기준이 각 시대와 사회에 따라 차이가 많기 때문이다. **하지만 과일을 즐겨먹고 피부가 뽀얀 것으로 유명했던 양귀비나 1년 내내 꿀과 우유를 섞어 목욕을 했다는 클레오파트라가 피부짱으로 뽑힐 것은 거의 확실하다.** 과일 속의 비타민과 섬유질은 피부건강의 필수성분이며 꿀은 보습력이 좋고 항균작용까지 있는 것으로 밝혀졌다. 우유 속의 젓산은 박피효과가 있어 피부가 매끄럽고 환해진다.

Genius is an African who dreams up snow. 천재란 눈을 창작해내는 아프리카 사람이다.

– 블라디미르 나보코브 (Vladimir Nabokov, 미국소설가, 1899~1977) –

January

01 / 24

여드름이 오래 되니 점으로 변하더라

여드름이 오래 되니 검은 점으로 변했다는 환자들이 있어 피부과 의사를 당황케 한다. **어떤 환자는 점이 되기 전에 없앤다며 무리하게 여드름을 짜서 생긴 자국 때문에 오고, 또 어떤 환자는 점을 빼러 왔다는데 자세히 보니 여드름일 뿐이다.** 여드름은 오래 돼도 여드름이다. 다만 초기의 흰 백색면포가 '영글어' 검은 흑색면포로 바뀐 것이다. 흑색면포의 검은 색은 피지와 세균, 각질덩어리 등이 뭉쳐서 그렇게 보인다. 반짝이는 것이 다 금이 아니듯 검다고 다 점이 아닌 것이다.

Intelligence recognizes what has happened. Genius recognizes what will happen. 지성은 일어난 일을 알고 천재는 일어날 일을 안다.

– 존 치아디 (John Ciardi, 미국시인, 1916~1986) –

미인피부과 www.meinclinic.com

보톡스는 정말 안전한가

최근 미국 FDA에서 보톡스의 안전성에 대해 의문을 제기했다는 보도가 있었다. 분명한 사실은 보톡스가 피부과, 성형외과에서 받는 모든 시술 중에 가장 안전한 시술이라는 것이다. FDA에서도 심각한 부작용이 대부분 근육경직 치료를 위해 다리근육에 보톡스를 맞은 어린이들에게 생겼고 미용시술에선 보고된 바가 없다고 확실하게 밝혔다. 미용시술 후 간혹 생기는 부작용들은 시술자 숙련도나 환자별 해부학적 차이에 의한 것으로 대개 경미한 것들이고 한 달 이내에 해결되는 것이 보통이다.

An oath and egg are soon broken. 달걀과 맹세는 쉬 깨진다.

– 속담 –

너무 깨끗하게 살려다가

과유불급(過猶不及)이라는 말이 있다. 지나치면 모자란 것과 같다는 뜻이다. 피부질환 중에도 과유불급 때문에 생기는 것들이 있다. 피지와 각질을 너무 잘 제거하려고 강한 세안제나 홈케어 필링제품을 과다하게 사용해서 자극성피부염이 잔뜩 생기는 경우가 대표적이다. 효소세제나 스크럽제 또는 홈케어 필링제품은 과유불급이 되지 않도록 가이드라인을 잘 지켜서 사용해야 한다. 겨울철에 온천이나 사우나에 자주 다니거나 하루에도 몇 번씩 샤워를 하는 분들에게 잘 오는 건성습진도 과유불급의 또다른 예다.

Ask not what your country can do for you; ask what you can do for your country. 국가가 당신을 위해 무엇을 할 수 있는지 묻지 말고 당신이 국가를 위해 무엇을 할 수 있는지 물어보라.

— 존 F. 케네디 (John F. Kennedy, 미국대통령, 1917~1963) —

12 / 05

겨울철 건성습진의 주범

겨울철에는 누구나 피부가 거칠어진다. 피부가 원래 건조한 나이든 분들은 물론이고 항상 뽀송뽀송하다고 생각해왔던 어린 아이들의 피부도 건조해지면서 거칠어지기 십상이다. 아토피도 심해진다. **피부건조를 막기 위해서 할 수 있는 중요한 일 한 가지는 잦은 목욕을 피하는 것이다.** 특히 한증막은 피부건조의 주범이다. 건성습진은 겨울철에 온천이나 사우나에 자주 다니는 건강한 웰빙족들에게 흔한 피부질환이다. 사우나에 가야 한다면 꼭 보습비누를 쓰고 때는 밀지 말고 바디로션을 발라둔다.

Since love and fear can hardly exist together, if we must choose between them, it is far safer to be feared than loved. 사랑과 두려움은 공존하기 어려우므로 만약 둘 중 하나만 선택해야 한다면 사랑받는 것보다는 두려움의 대상이 되는 것이 훨씬 안전하다.
— 마키아벨리 (Nicolo Machiavelli, 프랑스정치가, 1469~1527) —

다크서클이 생기는 이유와 치료법

판다곰처럼 심한 다크서클은 아니어도 눈 밑이 어두운 사람들이 많다. 다크서클 즉 눈 밑 그늘이 생기는 원인은 첫째로 깊은 혈관들이 얇은 피부를 통해 비쳐 보이는 것이다. 하지만 혈관이 깊은데다 중요한 혈관들이 많아 치료가 쉽지는 않다. 둘째는 실제로 피부에 색소가 침착되거나 아토피 등의 습진증세가 있어서 어두워 보이는 것으로 혈관보다는 치료가 좀 더 쉽다. 셋째는 눈 밑 지방이 불룩해지거나 눈 밑 피부가 꺼지면서(눈물도랑) 그림자가 생긴 것으로 지방제거나 필러 주사로 치료하면 간단하다.

We may well go to the moon, but that's not very far. The greatest distance we have to cover still lies within us. 인간이 달에 가는 것은 당연하지만, 달은 그리 먼 곳에 있지 않다. 인간이 도달해야 할 가장 먼 거리는 아직 우리 안에 있다.
— 샤를 드골 (Charles de Gaulle, 프랑스정치가, 1890~1970) —

미인피부과 www.meinclinic.com

핸드폰 카메라 활용법 (2)

어떤 사람들은 핸드폰 카메라(일명 폰카)로 평소에 맛집들의 메뉴판을 촬영해 놓는다고 한다. '뭐 먹을래?' 하고 물어보면 늘 '아무거나' 라고 대답하는 애인이나 친구들을 위한 것이다. 정말 다정다감한 좋은 사람들이다. 친구가 여드름이나 큰 점 같은 것이 있는데 피부과에 가기를 무지 싫어할 수가 있다. **피부과 홈페이지에 상담글을 대신 올려놓고 좋은 답변을 해 준 곳의 홈페이지 사진을 몇 장 찍어서 친구에게 보여주는 것은 어떨까.** 같이 인터넷 보는 것도 귀찮아하는 친구의 경우에 말이다.

What experience and history teach is this; that people and government never have learned anything from history, or acted on principles deduced from it. 경험과 역사의 가르침은, 국민과 정부는 역사로부터 배운 것이 없고 역사에서 나온 원칙에 따라 행동하지 않는다는 것이다.

— 헤겔 (Georg Hegel, 독일철학자, 1770~1831) —

미인피부과 www.meinclinic.com

보톡스로 우울증도 치료한다

매스컴에도 나와서 주목을 받았던 내용인데 보톡스가 우울증의 강력한 치료제가 될 전망이다. 우울증 환자하면 미간을 찌푸린 피곤한 인상이 흔히 떠오른다. 그래서 미간주름은 우울증 치료제의 치료효과를 판정하는 지표로도 활용된다. 그런데 보톡스로 미간주름을 펴주면 거꾸로 우울증이 좋아지지 않을까하는 생각을 한 미국 의사들이 있었다. 그래서 다른 약으로 치료가 안 되던 주요 우울증 (major depression) 환자 10명의 미간주름을 보톡스로 치료했더니 9명에서 우울증이 완전히 사라졌다는 것이다.

Leave a welcome behind you. 남의 집에 너무 오래 머무르지 말라.

– 속담 –

타임紙가 선정한 10대 건강식품 _ 블루베리

블루베리가 케이크에 감초처럼 들어가는 과일 정도로 아는 사람들이 많지만 실상은 대단한 영양덩어리다. 블루베리의 껍질과 씨 속에는 항산화제인 안토시아닌이 과일 중 가장 많이 들어있어 각종 암과 노화예방에 도움이 될 수 있다. **피부노화를 막고 피부암 예방효과가 있어 스킨을 만들어 쓰는 분들도 있다.** 단, 팩은 피부에 색깔이 남을 수 있으므로 피하도록 한다. 눈 망막의 로돕신 재합성을 촉진시켜 눈의 피로를 덜어주고 시력증진효과도 있다. 노화로 인한 기억력 감퇴를 막아준다는 보고도 있다.

Think today and speak tomorrow. 오늘 생각하고 내일 말하라.

– 속담 –

친구 따라 강남 간다

자기 주관 없이 옆 사람이 하는 것을 그냥 따라 하는 사람이 있으면 친구 따라 강남 간다고 한다. 물론 여기서의 강남(江南)은 서울 강남이 아니라 원래는 중국 양쯔강 이남지역이다. 어쨌든 광고만 믿고 무턱대고 강남으로 오거나 심지어 강남역에서 제일 처음 보이는 병원에 들어가는 분들이 있다. 강남에 좋은 피부과가 많은 것은 사실이지만 겉만 번지르르한 곳도 있다. 마케팅이 발달한 요즘 같은 때는 광고나 육감보다는 친구 소개로 병원을 선택하는 것이 안전하다. 친구 따라 강남 가는 게 낫다는 얘기다.

There is weeping in my heart like the rain falling on the city. 도시에 내리는 비처럼 내 가슴은 울고 있노라.

— 폴 베를렌느 (Paul Verlaine, 프랑스시인, 1844~1896) —

겨울철 피부관리법

겨울철에 건강한 피부를 유지하기 위한 가이드라인은 무엇이 있을까. 우선, 잦은 목욕을 피해서 피부건조를 예방하자. 때를 지나치게 밀지 말아서 건성습진과 가려움증을 예방하자. **목욕 후엔 수건으로 물기를 닦고 1분 이내에 보습로션을 바르자.** 즉 피부가 아직 촉촉할 때 발라야 보습이 잘 된다. 그리고 스키장에서 자외선 차단제를 열심히 바르자. 스키장은 흰 눈에 반사된 자외선 때문에 기미가 심해지는 장소다. 실내의 습도를 적절하게 유지하는 것도 피부건조와 감기예방을 위해서 중요하다.

First think, and then speak. 생각하고 나서 말하라.

– 속담 –

TV 드라마 속에 잘못된 피부상식이 3/4 이상

대한피부과 의사회에서 2008년에 TV 드라마 10편을 분석해 보았다. 한 달간 모두 110회 분량을 모니터링해보니 피부 관련 장면 60건 중 47건(78%)에서 문제가 있었다. 예를 들어 자외선 차단제를 햇볕노출 20~30분 전에 발라야 하는데 바르자마자 바로 수영을 하는 장면 등이다. TV의 교육효과가 크기 때문에 심각한 문제가 될 수도 있다. 게다가 TV 드라마작가들이 평균 이상의 피부상식을 가지고 있을 것으로 추정해보았을 때 일반인들의 삶 속에 잘못된 피부상식이 얼마나 만연해있을지 짐작할 수 있다.

Constant dripping wears away the stone. 낙숫물이 돌을 뚫는다.

– 속담 –

겨울은 레이저 치료 받기에 좋은 계절

길고 긴 겨울철이 시작되었다. 동면하러 들어가는 동물들도 있지만 사람은 그렇게 하면 안 된다. 겨울철은 자신을 발전시킬 수 있는 좋은 기회이기 때문이다. **특히 햇볕이 많이 약해지고 있으니 겨울철은 각종 레이저 치료를 받기에 더없이 좋은 시기이다.** 점이나 잡티, 주근깨, 검버섯 때문에 스트레스를 많이 받아왔다면 오늘 출근하자마자 인터넷으로 피부과를 검색해보자. 친구나 동료들의 추천을 받아 믿을만한 피부과를 소개받으면 더 확실하고 좋을 것이다.

The winds and waves are always on the side of the ablest navigators. 바람과 파도는 항상 가장 유능한 항해자의 편에 선다.

– 에드워드 기본 (Edward Gibbon, 영국역사가, 1737~1794) –

부츠와 피부건강의 반비례관계

여성들은 멋을 위해서는 건강을 조금 희생하는 미덕이 있다. 예를 들어 부츠가 그렇다. 부츠에 레깅스나 스키니진을 같이 착용하면 멋쟁이라는 말을 듣기도 한다. 그런데 부츠 때문에 피부가 나빠지는 경우가 많아 주의를 요한다. 우선 환기가 쉽지 않아 무좀이나 발 습진이 생기기 쉽고 발 냄새의 원인이 되기도 한다. 혈액순환이 잘 안되어 하지정맥류가 생기기도 하고 롱부츠가 너무 길면 허벅지 피부가 쓸리면서 상처가 생기기 쉽다. 발을 자주 씻고 통풍에 유의하며 부드러운 재질의 너무 조이지 않는 부츠가 좋겠다.

The most wasted day is that in which we have not laughed. 우리가 가장 헛되이 보낸 날들은 웃지 않았던 날들이다.
  – 니콜라 드 샹포르 (Nicolas de Chamfort, 프랑스극작가, 1741~1794) –

미인피부과 www.meinclinic.com

이마와 눈 옆으로 푸르스름한 얼룩 같은 큰 점이 있어요

갓난애의 등이나 엉덩이에 시퍼런 몽고반점이 있는 것을 본 일이 있을 것이다. 오타 모반은 그게 얼굴에 생겼다고 보면 된다. 대개 태어날 때부터 있지만 생후 1년 내에 생기거나 사춘기 때부터 발병하기도 한다. 눈 주위에 호발하고 이마나 광대뼈 주위까지 번져있기도 하는데 제5번 뇌신경의 분포와 일치하는 경향이 있다. 눈 흰자위나 코끝과 입천장에도 생길 수 있다. 몽고반점과는 달리 저절로 없어지지 않으며 엔디야그 같은 레이저로 6~8주 간격으로 몇 번 치료하면 상당히 좋아질 수 있다.

One rotten apple spoils the barrel. 썩은 사과 하나가 한통의 사과를 상하게 한다.

— 속담 —

애완동물과 피부병

애완동물을 키우는 분들이 많다. 덩달아 피부과에는 애완동물과 연관된 피부병 환자들이 늘고 있다. 가장 흔한 경우는 물리거나 긁히는 경우다. 가볍게 생각하다가 흉터로 변할 수 있으니 주의해야 한다. 온 몸의 가려움증이 동물 털에 의한 알레르기나 벼룩, 진드기 때문일 수도 있다. 애완동물을 만지면 꼭 손을 씻고, 입 맞추는 행위는 삼가도록 하자. 곰팡이질환인 체부백선도 동물이 옮기는 경우가 많은데 이때는 애완동물 몸에서도 털이 뭉텅이로 빠진다. 그러면 주인은 피부과로 동물은 동물병원으로 가야 한다.

Since when was genius found respectable? 언제부터 천재가 존경받았는가?
– 엘리자베스 배럿 브라우닝 (Elizabeth Barrett Browning, 영국시인, 1806~1861) –

가려움증 or 소양증

피부과에는 가려워서 오는 환자들이 많다. 가려움증(소양증)은 긁고 싶은 욕망을 일으키는 불쾌한 감각으로 정의된다. 흥미롭게도 우리 피부에는 통증과 압력을 느끼는 독립적인 신경세포들은 존재하지만 가려움증에 대해서는 아직 발견되지 않고 있다. 가려움증은 별 자극 없이도 생길 수 있고 외부물질과의 가벼운 접촉, 온도변화, 전기자극 등이 원인이 될 수도 있다. **긴장하거나 불안할 때 악화될 수 있고 밤에 잘 때 심해지는 것이 보통이다.** 눈, 코, 귀, 성기, 항문과 그 주변이 특히 예민한 곳이다.

We are apt to be very pert at censuring others, where we will not endure advice ourselves. 남을 나무랄 때 우리는 매우 격렬해지기 쉬워서 자신조차도 참기 어려운 충고를 상대에게 거침없이 하게 된다.

– 속담 –

피부과 의사는 피부건강의 마지막 보루

언제부턴가 전문가들이 제대로 대접받지 못하는 풍토가 생겨나고 있다. 국민들이 그로 인해 받는 피해가 너무 크다. 특히 피부과 의사들은 11년 이상의 힘든 공부와 훈련과정을 거쳐야만 될 수 있는 전문가들이다. 남자 피부과 의사는 군의관 3년을 포함해서 14년이 지나야만 진료실에서 만날 수 있다. **그런데 우리 사회에는 각종 불법 피부미용 '치료'가 성행하고 인터넷에는 피부에 대한 말도 안 되는 '정보'들이 넘쳐난다.** 조금 공부한 것 가지고 피부과 의사보다 더 자신 있게 애기하는 사람들이 너무 많다.

Waste not, want not. 낭비가 없으면 부족함도 없다.

– 속담 –

타임紙가 선정한 10대 건강식품 _ 녹차

녹차에는 폴리페놀류인 카테킨이 많이 들어있는데 암세포의 자살을 유도하여 항암효과를 발휘하는 것으로 유명하다. 카테킨은 5α-reductase 효소를 억제해서 탈모도 방지하는데 이는 비싼 발모제와 유사한 기전이다. 비타민 A가 풍부해 여드름을 예방하고 피부세포들을 건강하게 유지시킨다. 피부암도 예방하고 보습과 항균효과도 뛰어나며 지방축적을 억제해 다이어트에도 도움을 준다. 비타민 C가 풍부해 피부미용과 미백에도 좋다. 녹차를 하루 세 잔 이상 마시는 습관은 피부건강의 지름길이다!!

His fingers are all thumbs. 그의 손가락은 모두 엄지손가락이다. 그는 도무지 손재주가 없다.

– 속담 –

좋은 피부과, 성형외과 찾는 법 (1)

인터넷으로 피부성형 전문병원을 찾는 요령이 하나 있다. 우선 병원 홈페이지 몇 곳에 들어가 본다. 성형시술에 대해 써놓은 글들이 다른 병원 것과 거의 100% 일치하는 곳이 꽤 많은 것에 놀랄 것이다. **콘텐츠에 독자적인 내용이 거의 없는 곳은 이 분야의 전문병원이 아닐 가능성이 높다.** 포털사이트에서 '보톡스'나 '필러 성형' 등으로 검색한 후 똑같은 문장들이 검색되는 병원들은 일단 제외하는 것도 한 방법이다. 물론 운 좋게 그 콘텐츠의 오리지널 병원을 찾는다면 그 병원에 후한 점수를 주면 될 것이다.

If you want to be happy for a year, plant a garden; if you want to be happy for life, plant a tree. 1년간의 행복을 위해서는 정원을 가꾸고, 평생의 행복을 원한다면 나무를 심어라.

– 영국속담 –

남자가 여자들에 경외감을 느낄 때

하루는 엄마가 열심히 콜드크림을 펴바르고 있는데 아들이 궁금해서 물어본다. '엄마 뭐 하는 거야?' 엄마는 '응, 예뻐지려고 하는 거야' 라고 대답한다. 잠시 후 엄마가 화장지로 얼굴의 콜드크림을 닦기 시작하자 아이가 말한다. '엄마. 왜 닦아? 벌써 포기한 거야?' &#$%@. 대다수의 남자들이 자기들과 비슷한 종족으로 알았다가 그렇지 않음을 깨닫고 여자에 대해 경이로움을 느낄 때가 두 번 있다. 시간가는 줄 모르고 화장에 열중할 때와 지치지 않는 체력으로 몇 시간이고 친구들과 대화를 나눌 때다.

New opinions are always suspected, and usually opposed, without any other reason but because they are not already common. 새로운 의견은 항상 그것이 이미 보편적이 아니라는 것 외에는 아무 다른 이유도 없이 의심받거나 반대를 당한다.

— 존 로크 (John Locke, 영국철학자, 1632~1704) —

최상의 의료 서비스를 받으려면

변호사에게 와서 어줍잖은 법지식을 한참 떠들어대며 요구가 많은 의뢰인은 아마도 최상의 법률 서비스를 제공받기 힘들 것이다. 피부과에도 그런 분들이 가끔 오신다. 예를 들어 '저는 먹는 약은 안 먹을래요', '저는 스케일링만 받을래요' 하는 식으로 주문한다. 경험상 그 분들의 여드름은 오래 가기 쉽다. 전쟁이 나면 육해공군이 다 달려가도 이길까 말까인데 육군은 빼고 싸우러가라는 식이다. 전쟁은 길어지고 질질 끌게 된다. 의사의 선택의 폭을 너무 좁혀서는 환자 본인도 좋을 것이 없다.

Learn to walk before you run. 뛰기 전에 걷는 것을 배워라.

– 속담 –

피부가 예술이 된 사람

'피부가 예술'이라는 말은 이만저만한 찬사가 아니다. 피부에 모공이 거의 안 보이고 우윳빛인데다 잡티나 주근깨도 없고 기미의 기미도 안 보인다. 정말 축복받은 피부가 아닌가. 이런 예술 같은 피부에는 선천적인 축복과 후천적인 노력에 의한 경우가 다 있다는 것을 요즘 깨닫고 있다. 부자에 유산파와 노력파가 있는 것과 마찬가지다. **그런데 결국은 노력하는 사람을 못 당한다.** 원래 피부가 좋아서 마음 놓고 있다가 중년을 넘어가면서 무너지는 분을 많이 보았다.

Old men are always young enough to learn with profit. 아무리 나이를 먹었다 해도 배울 수 있을 만큼은 충분히 젊다.

– 속담 –

여드름 자국에 대한 이해

여드름 자국은 흉터와 많이 다르다. 자국은 피부가 편평하고 저절로 좋아질 수 있지만 흉터는 피부가 꺼졌거나 튀어나왔으며 강한 치료가 필요하다. 여드름은 독특한 붉은 자국을 남기는 경우가 많다. 염증이 심했거나 재발을 자주 한 경우에 특히 그렇다. 대개 저절로 흐려져서 수 일~수 주가 지나면 거의 정상피부로 돌아온다. 하지만 자외선 노출이 많거나 피부색이 어두운 분들은 붉은색이 갈색으로 변한다. 멜라닌이나 혈철소 때문인데 갈색도 언젠가는 좋아지지만 시간이 좀 걸리므로 치료를 받으면 좋다.

The higher up, the greater fall. 높이 올라갈수록 떨어지는 충격이 크다.

– 속담 –

최고의 피부보약은 비타민 C

비타민 C가 감기에 좋고 항암효과도 있고 피부에 더없이 좋다는 말을 들어보았을 것이다. 항산화효과가 커서 활성산소에 의한 피부노화를 예방해주고 콜라겐 합성을 촉진시켜 피부를 젊게 유지시켜주며 멜라닌 합성을 억제하여 피부미백작용도 크다. 먹어도 좋지만 바르는 것이 훨씬 더 많이 흡수된다. 할 수만 있다면 피부과에서 이온영동요법을 매주 받으면 좋고 평소에는 비타민 C 화장품을 매일 사용하는 것을 권장한다. 비타민 C를 안정화시키는 공법이 어려우므로 되도록 좋은 화장품을 구해서 사용하기 바란다.

When men are employed, they are best contented. 사람들은 고용되었을 때 최상의 만족을 느낀다.

        – 벤자민 프랭클린 (Benjamin Franklin, 미국정치가, 1706~1790) –

다이아몬드 필링은 부담 없고 좋은 치료

생활에 불편이 적으면서 피부색이 밝아지고 피부결이 부드러워지며 모공이 작아지는 가벼운 필링들이 요즘 인기다. 이들을 미세 박피술이라고 부른다. 가장 대표적인 것이 다이아몬드 필링인데 특수 제작된 핸드피스의 팁에 다이아몬드를 미세가공해서 붙여놓은 것을 이용해서 피부를 '갈아낸다'. 1주 간격으로 5~10회 정도 받는 것이 보통이다. 통증이 거의 없어 예민한 피부를 가진 환자들에게 추천할만하며 깎여진 각질들을 직접 눈으로 확인할 수 있어 좋다. 거친 피부와 넓은 모공에 특히 좋다.

Art produces ugly things which frequently become beautiful with time. 예술이 만드는 추한 것들은 종종 시간이 흐르면서 아름다워진다.
- 장 콕토 (Jean Cocteau, 프랑스작가, 1889~1963) -

우리나라의 전통적인 미인기준 30가지

우리나라에서 전통적으로 내려오는 미인기준은 삼백(白), 삼흑(黑), 삼홍(紅), 삼장(長), 삼단(短), 삼광(廣), 삼협(狹), 삼비(肥), 삼세(細), 삼소(小)라는 30가지로 정리된다고 한다. **피부과 의사로서는 살결, 치아, 손이 희어야 한다는 삼백과 입술, 볼, 손톱은 붉어야 한다는 삼홍의 여섯 가지가 먼저 눈에 들어온다.** 살결이 희어야한다는 조항이 있으면서 따로 손이 희어야한다는 조항을 넣은 것을 보면 손이 그만큼 중요하다는 뜻이리라. 평상시에 손에 자외선 차단제와 보습제를 충실히 바르고 살자.

Most editors are failed writers; but so are most writers. 대부분의 편집자들은 실패한 작가들이다; 그런데 대부분의 작가들도 마찬가지로 실패한 작가들이다.
- T. S. 엘리어트 (Thomas Stearns Eliot, 미국시인, 1888~1965) -

잡티 예방법

뭐든지 생기기 전에 예방하는 게 좋다. 둑은 터지기 전에 막아야 하고 옷은 좀이 슬기 전에 좀약을 넣어둬야 한다. 잠티 예방의 성패는 자외선 차단의 성공여부에 달려있다고 해도 과언이 아니다. **흥미롭게도 전신 자외선 치료를 자주 받는 건선 환자는 엉덩이 같은 비노출 부위에 잡티가 생기는 경우가 많다.** 선탠을 많이 하는 여성들에서 비노출 부위에 잡티가 잘 생기는 것과 같은 이유다. 자외선이 잡티 생성에 그만큼 중요하다는 뜻이다. 무분별한 일광욕이나 인공선탠은 피하자. 하더라도 얼굴은 꼭 가리고 하자.

There are two ways of spreading light: to be the candle or the mirror that reflects it. 빛을 퍼뜨릴 수 있는 두 가지 방법이 있다. 촛불이 되거나 또는 그것을 비추는 거울이 되는 것이다.

— 이디스 워튼 (Edith Wharton, 미국작가, 1862~1937) —

미인피부과 www.meinclinic.com

봉선화로 손톱 물들이던 시절

요즘 추억으로만 남아있는 것 중의 하나가 봉선화로 손톱 물들이는 것이다. 첫눈 올 때까지 물이 빠지지 않으면 첫사랑이 이루어진다는 애틋한 이야기도 있다. 봉선화는 봉숭아라고도 부르는데 우리나라 어디에서든 잘 자라는 기특한 꽃이다. 옛날엔 사내아이들도 봉선화 물을 들였었는데 그것은 붉은색이 병마나 나쁜 기운을 몰아낸다는 믿음 때문이었을 것이다. **지금은 형형색색의 품질 좋은 매니큐어가 많이 쓰이지만 손가락까지 같이 물든 다소 촌스럽고 수수한 봉선화 물을 어디선가 다시 보고 싶다.**

My own art is a negation of society, an affirmation of the individual, outside all rules and demands of society. 내 예술은 사회의 부정, 즉 사회의 모든 규칙과 요구 바깥에 존재하는 개인의 확인이다.

– 에밀 졸라 (Emile Zola, 프랑스작가, 1840~1902) –

타임紙가 선정한 10대 건강식품 _ 시금치

뽀빠이라는 만화영화를 기억하는 분들이 많을 것이다. 미국 어린이들에게 시금치를 많이 먹일 목적으로 만든 홍보영화다. 뽀빠이는 시금치 통조림 한 캔을 다 먹으면 갑자기 천하장사로 변해서 악당 브루투스에게서 애인 올리브를 구해내곤 했었다. 시금치는 칼슘과 철분이 풍부허 성장기 아이들의 발육에 좋고 저칼로리 식품이어서 다이어트에도 좋다. 항암효과와 혈중 콜레스테롤을 낮추는 효과도 있다. 채소 중 가장 함량이 높다는 비타민 A는 야맹증도 예방하고 피부세포들의 건강에도 중요한 역할을 한다.

I love treason but hate a traitor. 나는 반역은 좋아하지만 반역자는 싫어한다.
– 줄리어스 시저 (Julius Caesar, 로마정치가, BC100년~BC44년) –

음악가의 피부건강

음악연주가들은 즐거운 직업을 가지고는 있지만 악기 때문에 피부는 고생이다. 현악기주자들은 송진알러지 위험성이 높고 특히 바이올린과 비올라연주자들의 목에는 색소침착을 동반한 굳은살이 흔히 발견된다. 고름이나 피가 나오기도 한다. 기타리스트들은 가슴에 일종의 유방염을 앓는 경우가 적지 않고 관악기주자들은 입술에 금속알러지 또는 단순포진 같은 피부질환에 잘 걸린다. **훌륭한 프로가 되어 롱런하려면 아마추어 시절부터 작은 피부증세들을 피부과 의사와 상의하는 자세가 필요하다.**

I would as soon leave my son a curse as the almighty dollar. 아들에게 돈을 물려주는 것은 저주를 하는 것이나 다름없다.

― 앤드류 카네기 (Andrew Carnegie, 미국사업가, 1835~1919) ―

오타 모반이 처녀시절엔 없다가 왜 지금 진해질까

어른이 되어서 오타 모반으로 진단받는 질환은 일반 오타 모반(Ota's nevus)이 아니고 후천양측오타모양 모반(ABNOM)이다. 말이 길어서 그냥 '오타 모반' 또는 '후천성오타양 모반'으로 부른다. **한국과 일본 여자에 많고 호르몬과 연관된 것으로 보이며 자외선의 영향은 받지 않는다.** 사춘기 이후부터 조금씩 생기기 시작해 중년 여성에서 많이 본다. 양쪽 광대뼈 주위에 대칭적으로 작은 갈색반점들이 무리를 이루고 있으면 우선적으로 의심해보아야 한다. 치료는 생각보다 쉽지 않지만 포기하지는 말자.

A long tongue is a sign of a short hand. 긴 혓바닥은 짧은 손의 표식이다. 말 잘 하는 사람치고 일 잘하는 사람 없다.

– 속담 –

신사와 양말

잘 안 보인다고 양말을 하찮게 여기면 안 된다. 가끔 세련된 신사의 구두를 우연히 쳐다보다가 양말 색깔이 너무 튀어 실소하는 경우가 있다. 일반적으로 정장을 할 때는 양말을 정장 색깔로 맞추는 것이 기본이다. 정장과 구두가 색깔차이가 많이 나면 둘의 중간 정도로 맞춘다. 정장 바지 속으로 맨살이 드러나는 것은 에티켓에 어긋나므로 적당하게 목이 긴 양말을 신는 게 좋다. **어두운 정장에 흰색 양말은 절대 금물이다.** 그리고 구두는 벨트 색깔과 같은 계통으로 하는 것이 에티켓이다.

We live as we dream – alone. 우리가 사는 것도 꿈꿀 때나 마찬가지다, 혼자이기는.
– 조세프 콘라드 (Joseph Conrad, 영국작가, 1857~1924) –

점을 뺀 뒤의 주의사항 (1)

요즘 점을 빼는 분들이 많다. 그런데 빼는 것으로 끝이 아니다. 전반전이 끝났고 이제 후반전이 남았다. 자국이나 흉터를 최소화하기 위해서는 빼고 난 뒤의 관리가 중요하다. 점을 빼면 1~2일 후부터 딱지가 앉기 시작해서 대개 1주일가량 지난 후에 떨어지게 된다. **딱지가 너무 일찍 떨어지면 색소침착이나 흉터가 남을 수 있으므로 주의해야 한다.** 피부과에서 스티커 같은 반창고를 붙여주는 경우도 많은데 최소한 1주일 정도는 스티커가 계속 붙어있도록 신경 쓰는 것이 좋다.

God comes to see us without bell. 신은 뜻하지 않을 때 살짝 온다.

— 속담 —

가렵다와 간지럽다의 차이

우리말에 약한 분들이 생각보다 많다. '가렵다' 와 '간지럽다' 를 구분할 수 있는가. 예를 들어 모기에 물린 자리가 '가렵다' 는 맞지만 '간지럽다' 는 틀리다. '가렵다' 는 말은 '피부에 긁고 싶은 감각이 있다' 는 뜻이고 '간지럽다' 는 것은 '무언가가 살에 닿아서 웃음이 날 것같이 느껴진다' 는 뜻이다. 내 발을 '간지럽히지' 말라고는 말해도 '가렵히지' 말라는 말은 하지 않는다. 가려우면 손가락으로 긁어서 해소하지만 손가락으로 슬슬 긁어대면 이번에는 간지러워지는 것이다.

A fool at forty is a fool indeed. 나이 40 에 어리석으면 정말 어리석다.

– 속담 –

털에도 일생이 있다

사람은 다른 동물들만큼은 아니지만 머리, 눈썹, 코밑, 턱, 겨드랑이, 음부 등에 다수의 두꺼운 털이 있고 팔다리에 털이 빼곡한 분들도 많다. **하지만 사람은 모든 털이 일시에 빠지는 '털갈이'는 없고 각 모발이 세 단계를 거치며 독립적으로 빠진다.** 세 단계는 생장기, 퇴행기, 휴지기이며 각각 3~4년, 3~4주 그리고 3~4개월 정도 걸린다. 머리를 감거나 잠을 잘 때 빠지는 머리카락은 대개 휴지기의 털이다. 많은 동물들이 털갈이를 하는데 사람에게 그런 재미있는 연례행사가 없는 이유는 조물주만이 알 것이다.

Jazz came to America 300 years ago in chains. 재즈는 3백 년 전에 쇠사슬에 묶여 미국으로 건너왔다.
– 폴 화이트맨 (Paul Whiteman, 미국 팝음악지휘자, 1891~1967) –

화장품에도 유통기한이 있다

마트에서 식료품 살 때 유통기한을 꼼꼼히 따지는 분들이 많다. 화장품도 마찬가지다. 화장품은 수분과 유분이 많고 최근엔 방부제 비첨가 제품도 늘어 세균과 곰팡이가 살기에 좋은 환경이다. 스킨 등 대부분의 화장품은 개봉 전 2년, 개봉 후 1년으로 보면 되고 에센스나 립글로스는 6개월 정도까지는 쓰는 것이 좋다. 모든 화장품에 공통적인 사항은 손가락으로 직접 화장품을 만지면 세균이나 이물질이 묻어 수명이 급격히 줄어든다는 것이다. 직사광선을 피하고 서늘한 곳에 두는 것은 기본이다.

Pleasure dies at the very moment when it charm us most. 쾌락이란 것은 우리들이 가장 즐거워하는 그 순간에 이미 사라지는 것이다.

– 속담 –

피부다리미

피부다리미로 불러도 무방한 레이저 장비들이 등장했다. 예를 들어 원래 '북극성' 이라는 뜻의 폴라리스(Polaris®)는 피부과에서는 피부가 젊어지는 웰빙 레이저로 유명하다. 폴라리스는 피부에 전기(고주파)를 주면 1초에 수백만 번씩 전극 위치가 바뀌면서 피부조직 내의 전자들이 앞뒤로 이동하여 뜨거운 열이 발생하는 원리를 이용한다. **이 때 새로운 콜라겐들이 많이 만들어져서 피부가 팽팽해지고 모공과 잔주름이 줄어든다.** 피지량도 줄고 여드름도 좋아지는데 딱지나 자국이 남지 않아 생활에 지장이 거의 없다.

A friend to all is a friend to none. 만인의 친구는 누구의 친구도 아니다.

– 속담 –

당뇨병과 피부

당뇨병은 머리끝부터 발끝까지 신체의 거의 모든 부분에 영향을 준다. 피부는 몸에서 가장 큰 기관이나 당뇨병의 증상들이 다양한 모습으로 나타나게 된다. **가장 흔한 문제는 상처가 잘 생기고 작은 상처도 쉽게 아물지 않는다는 것이다.** 이는 말초혈관질환이나 말초신경병증이 와서 쉽게 외상을 입는데다 고혈당 때문에 백혈구의 살균능력에 장애가 오기 때문이다. 그래서 당뇨병 환자들은 피부과에서 점 하나를 빼더라도 신경을 많이 쓰게 된다. 외과수술도 혈당수치가 정상화된 뒤에 하는 것이 보통이다.

All women become like their mothers. That is their tragedy. No man does. That's his. 모든 여자들은 자신의 어머니를 닮아간다. 그것이 그들의 비극이다. 남자들은 아무도 어머니를 닮지 않는데 그것 또한 그들의 비극이다.

– 오스카 와일드 (Oscar Wilde, 영국작가, 1854~1900) –

보톡스에도 종류가 있나요

'보톡스'는 특정제품 이름일까 아니면 보툴리눔 독소를 이용해서 주름을 펴는 주사를 통칭하는 이름일까. 원래 보톡스®(Botox®)는 미국 Allergan 社에서 만드는 제품명으로 이 제품이 최초로 FDA 승인을 받았고 국제적으로 가장 많이 쓰이며 가장 많은 연구논문이 나와 있어서 비슷한 주사제들이 여럿 있음에도 불구하고 대명사처럼 쓰이고 있다. 세계적으로 치열한 개발경쟁이 이루어지고 있으며 현재 보톡스® 외에도 영국, 중국, 한국, 독일 등지에서 비슷한 제품들이 나오고 있으며 다들 장단점이 있다.

Work banishes those three great evils, boredom, vice and poverty. 노동은 세 개의 큰 악, 즉, 지루함, 부도덕, 그리고 가난을 제거한다.
— 괴테 (Johann Wolfgang von Goethe, 독일시인, 1749~1832) —

독서의 계절이 끝나가는데

이젠 완연한 늦가을이다. 슬슬 겨울옷들을 꺼내놓기 시작할 때다. 독서의 계절이 끝나가니 좀 서운하다. **가을에 꼭 읽고 싶었는데 못 읽은 책이 있다면 오늘부터 시작하면 될 것이다.** 책은 모든 문장이 다 중요한 것은 아니다. 읽다보면 속도가 붙고 안 중요한 부분을 가려낼 수 있다. 경험상 웬만한 책은 마음만 먹으면 하루 두세 시간씩 투자해서 이삼일이면 다 읽을 수 있다. 건강서적도 한두 권 읽어두자. 피부에 대한 책으로는 필자의 졸저인 '요즘 미인되는 피부이야기' 가 알기 쉽고 객관적인 괜찮은 책이다.

Once a beggar, always a beggar. 동냥질도 한번 맛들이면 끊을 수 없게 된다.

– 속담 –

사랑하는 사람을 위하여

내일은 발렌타인데이다. 사랑하는 사람을 위한 특별한 날은 매달 있었으면 좋겠다. 하루는 어떤 남자 분께서 진료실에 먼저 들어와서는 자기가 어디 가는지 얘기 안하고 부인을 모시고 왔으니 부인이 꼭 오늘 레이저 치료를 받게 해달라고 부탁을 하셨다. 곧이어 당황한 표정의 부인이 들어오셨는데 피부과는 처음이셨다. 잡티와 점이 많아 잔뜩 치료해드렸는데 나중에 두 분 다 좋아하시는 모습을 보며 사랑하는 사람을 위해 이런 피부 치료 이벤트를 마련해보는 것도 괜찮은 아이디어라는 생각이 들었다.

Heaven helps those who help themselves. 하늘은 스스로 돕는 자를 돕는다.

– 속담 –

수능 끝난 학생들을 위한 피부 조언

젖 먹던 힘까지 다 쏟아 붓는 시험이 끝나면 누구나 기진맥진하게 된다. 피부가 깨끗한 수험생을 만나보기 힘들다. 좋은 상태라고 해도 여드름 몇 개씩은 달고 있다. **피부과에 가서 제대로 관리받는 것이 제일 좋겠고 여의치 않다면 일단은 잠을 푹 자고 마음을 편케 한다.** 마음껏 놀아보자는 생각으로 불규칙한 생활을 하면 피부는 계속 나빠진다. 술, 담배는 피부를 위해서 안 배우는 것이 좋다. 여드름 흉터는 치료에 시간이 많이 걸리므로 몇 피부과를 정해서 방문하고 충분히 상담을 받아본다.

No human being can really understand another, and no one can arrange another's happiness. 사람은 아무도 다른 사람을 정말로 이해할 수 없고 아무도 다른 사람의 행복을 만들어 줄 수 없다.

– 그레이엄 그린 (Graham Greene, 영국작가, 1904~1991) –

필러의 종류

간편한 미용성형에 인기리에 시술되고 있는 필러(filler)는 그 종류가 많아서 세계적으로는 200가지 이상, 국내에는 30가지 이상이 판매되고 있다. **필러는 수명과 성분에 따라 다양하게 분류되는데 우선 단기 필러는 주사 후 6~12개월 정도 유지되며 잘 알려진 히알루론산 필러들, 즉 레스틸렌, 쥬비덤, 테오시알 등이 여기 속한다.** 중기 필러는 1~2년 정도의 수명을 보이며 콜라겐 필러인 에볼린스 등이 여기 속하고 장기 필러는 2~3년여 유지되는 것으로 래디어스, 아쿠아미드, 아테콜 등이 있다.

The best thing about animals is that they don't talk much. 동물이 지닌 가장 좋은 장점은 수다스럽지 않다는 것이다.

– 속담 –

미인피부과 www.meinclinic.com

얼굴이 갑자기 달아오르는 중년여성

별것 아닌 상황에서도 얼굴이 쉽게 달아오른다고 하시는 중년여성들이 많다. 대개 40대 후반~50대초에 그렇다. **폐경여성의 절반 이상에서 이런 안면홍조가 나타난다고 한다.** 폐경초기에 수초~수분 정도 지속되는 강한 열감과 피부발적이 얼굴, 목, 가슴 등에 나타난다. 대개 1년 이상 지속되며 5년이 넘는 경우도 25~50% 정도 된다. 안면홍조가 심한 분들은 나중에 골다공증의 발생가능성이 높다고 알려져 있다. 다양한 레이저 치료가 시도되고 있으며 최근에 보톡스에 의한 치료연구도 진행 중이다.

The future belongs to those who believe in the beauty of their dreams. 미래는 자기 꿈의 아름다움의 가치를 믿는 사람들의 것이다.
— 엘리너 루스벨트 (Eleanor Roosevelt, 미국대통령 영부인, 1884~1962) —

주름 치료에 보톡스와 필러를 함께 쓰기도

강력한 무기들인 보톡스와 필러를 함께 쓰는 경우가 꽤 있다. 예를 들어 너무 깊게 파인 미간이나 이마주름, 윗입술이나 처진입꼬리주름 그리고 코 높이기 등의 치료에 있어서 두 시술은 서로의 단점을 잘 보완해준다. 속된 말로 궁합이 잘 맞는다. 두 주사제는 서로 침범할 수 없는 치료 영역을 가지고 있어서 보톡스로 치료할 부분을 필러로 치료하지 않고 필러로 치료할 부분을 보톡스로 치료하는 경우도 생각하기 어렵다. 하지만 함께 사용하면 각자의 수명도 길어지고 사용량도 최소화할 수 있어 좋다.

We hold these truths to be self-evident, that all men and women are created equal. 우리는 모든 남자와 여자가 평등하게 태어났음을 자명한 진실로 생각한다.
— 엘리자베스 케이디 스탠튼 (Elizabeth Cady Stanton, 미국 사회운동가, 1815~1902) —

빨리 늙고 싶으면 담배를 애용하자

흡연은 피부노화의 지름길이다. 주위의 오래된 애연가들을 떠올려보면 주름 하나 없는 깨끗한 얼굴은 별로 없을 것이다. 담배는 각종 암, 심장병, 호흡기질환의 유발인자로 수도 없이 언급되고 있지만 피부에도 아주 해롭다. 애연가의 피부는 빨리 늙어 주름이 많이 생긴다. 입술과 잇몸에 회색의 색소침착이 오며 상처회복도 늦어지고 흉터가 잘 생길 수 있다. 흡연자는 비흡연자에 비해 남자는 두 배 이상, 여자는 세 배 이상 자외선에 의한 노화속도가 빨라진다는 연구결과도 있다. 간접흡연도 안 좋다.

A man's best fortune, or his worst, is his wife. 남자의 최고의 재산이거나 최악의 재산은 바로 그의 아내이다.

– 속담 –

화장품에 대한 환상

화장품에 대해 일종의 환상을 갖고 계신 분들을 자주 본다. 광고 때문이다. 화장품 광고에는 더 강한 성분들로 구성된 전문의약품으로도 쉽게 얻기 힘든 효과를 쉽고 확실하게 얻을 수 있는 것처럼 적고 있다. 화장품 광고가 의약품에 비해 제약을 훨씬 덜 받기 때문이다. **거기에다 예쁜 모델이 그 화장품을 써서 그렇게 예뻐진 것일 거라는 잠재의식까지 붙어넣는다.** 물론 화장품도 잘만 선택하면 의약품에서 기대하기 힘든 효과를 얻을 수도 있다. 단 화장품가게 직원보다 피부과 의사의 조언을 들을 때 애기다.

It is not these well-fed long-haired men that I fear, but the pale and the hungry-looking. 내가 두려워하는 것은 이처럼 잘 먹은 얼굴에 긴 머리를 가진 사람들이 아니고 창백하고 배고파 보이는 사람들이다.

– 줄리어스 시저 (Julius Caesar, 로마정치가, BC100년~BC44년) –

부황 자국은 언제 없어지나

베이징올림픽에서 어떤 중국선수가 등에 부황 자국이 잔뜩 있어 화제가 되었었다. 미국에선 한 동양사람이 몸에 부황 자국을 잔뜩 가지고 사우나에 들어갔다가 미국사람들이 에이즈로 오인하고 난리가 난 적도 있었다. **부황을 얼굴에 잔뜩 뜨고 자국이 심하게 남아 아무 일도 못한다는 사람도 있다.** 부황은 혈액순환을 촉진시켜 체내의 독소를 바깥으로 배출시킨다고 하는데 의학적인 근거는 아직은 불충분하다. 혈철소가 잔뜩 몰리면서 생기는 특유의 멍 자국이 꽤 오래 갈 수 있으니 주의를 요한다.

He laughs best who laughs last. 마지막으로 웃는 자가 가장 잘 웃는 자다.

– 속담 –

February

02 / 17

요즘 세상에 주식시장 정보를 편지로 배달받는 사람이 있을까. 지금은 누구나 인터넷으로 신속하게 정보를 얻는다. 편지로 배달받다가는 금방 거덜날 것이다. 민간요법이 이와 같다. **과거에 좋은 치료법이 별로 없었고 게다가 병원 문턱이 너무 높았던 시절에는 어느 정도 도움이 되었다.** 하지만 지금은 좋은 약이나 치료법도 많고 병원마다 환자유치 경쟁이 치열해 문턱이 많이 낮아졌다. 더 이상 식초로 점을 빼려다 얼굴피부 다 망쳐놓고 발톱 무좀 치료한다고 발톱 다 뽑고 곪아서 병원 찾는 일은 없어야겠다.

Talking to the wall. 벽에 대고 말하기.

– 속담 –

다른 사람의 피부에 너무 현혹될 필요 없다

한 축구스타가 화장품 광고에 등장해서 화제가 된 적이 있다. 운동선수들은 피부가 거칠 것이라는 선입견을 깨는 일이었다. **그런데 정말 그 선수는 그 화장품을 써서 좋아진 것일까.** 누구라도 노력만 하면 그의 피부처럼 될 수 있는 것일까. 그렇지는 않다고 본다. 사람들은 모두 개성있는 피부를 가지고 있다. 자기 수준에서 '어느 정도만' 더 좋아진다면 충분히 좋은 것이다. 현실적인 목표를 갖자. 그렇지 않으면 탤런트 아무개처럼 얼굴을 고쳐달라며 성형외과 의사를 볶아대는 무모한 환자처럼 정신에너지만 많이 소모하게 된다.

Example is better than precept. 본보기를 보이는 것이 계율보다 낫다.

– 속담 –

제가 아토피가 있는데요

우리나라 사람들은 그냥 여기저기 오랫동안 가려우면 아토피라고 생각하는 경향이 있지만 일반인구 중에서의 실제 비율은 0.1~0.5% 정도다. **아토피피부염의 진단은 주소견 3개와 부소견 3개 이상이 있어야 내려진다.** 주소견은 ① 가려움증, ② 만성피부염, ③ 아토피질환(천식, 알레르기성비염, 아토피피부염)의 과거력이나 가족력, ④ (성인) 굴측부 태선화나 (유소아) 얼굴과 신측 병변이다. 부소견으로는 피부건조증, 모공각화증, 구순염, 유두습진, 손발의 비특이적 피부염, 높은 혈청 IgE, 이른 초발연령 등이 있다.

Silence is the virtue of fools. 침묵은 어리석은 자들의 미덕이다.
 – 프랜시스 베이컨 (Francis Bacon, 영국철학자, 1561~1626) –

미인피부과 www.meinclinic.com

눈이 움푹 꺼져서 고민 중

눈이 퀭한 분들이 있다. 눈두덩이에 살이 없어 서구형으로 보이기도 하지만 피곤해보이고 수척해보이고 잠을 못 잔 것처럼 보인다. 하루 이틀 그런 게 아니라 일 년 열두 달 그러면 사람들에게 건강에 대한 걱정을 끼치게 된다. **영어로는 sunken eyes라고 하는 이 현상은 필러나 지방을 윗눈꺼풀의 움푹 들어간 부분에 주입해주면 해결된다.** 하지만 울퉁불퉁해질 수도 있어 숙련의에게 시술받는 것이 중요하고 한두 번의 추가치료가 필요할 수도 있다. 필러의 경우 시술에 10분 정도 걸린다.

It is better to live rich, than to die rich. 부자로 사는 것이 부자로 죽는 것보다 낫다.

– 속담 –

피부약의 색다른 효능

피부과에 와서 불면증을 호소하는 환자분이 계셨다. 눈치가 이상해서 물어보니 지난번 피부약이 먹으면 잠이 잘 오길래 그 약을 좀 더 드시고 싶다는 것이었다. 항히스타민제 중에서 좀 졸리는 걸 드렸었는데 그걸 원하시는 것 같았다. 입맛이 없다면서 입맛당기는 약(스테로이드)을, 얼굴에 기름이 너무 많다며 피지분비억제제(여드름 약)를, 시험 공부해야 한다며 살도 빼고 잠도 잘 안 오는 약(식욕억제제)을 달라고 하시는 분들도 있다. 재미있는 효능들이다. 피부과 약을 너무 부담스럽게만 생각하지 말자.

Democracy is the recurrent suspicion that more than half of the people are right more than half of the time. 민주주의는 반수 이상의 사람들이 반수 이상의 경우에 옳다는 데 대해 반복되는 의혹이다.

— E. B. 화이트 (Elwyn Brooks White, 미국작가, 1899~1985) —

귀가 길어야 장수한다는데

예부터 귀가 길어야 장수하는 말을 해왔다. 그런데 사실은 거꾸로 된 말이다. 즉 장수하면 귀가 길어진다. **우리 몸의 뼈는 어느 정도 나이가 넘으면 더 이상 성장하지 않고 오히려 쇠퇴하나 귀의 연골(물렁뼈)은 죽을 때까지 계속 자란다.** 과학자들은 귀의 연골이 계속 자라게 하는 유전자가 무엇인지 찾아내 왜소증 등의 치료에 응용하기 위해 노력중이다. 만약 귀가 너무 작다고 생각하면 귓불을 필러 주사로 키우는 것도 괜찮다. 생활에 지장 없이 깔끔하게 커진다. 그리고 한 10년은 더 장수할 지도 모른다.

The years between fifty and seventy are the hardest. You are always being asked to do things, and yet you are not decrepit enough to turn them down. 50대와 70대 사이의 20년간은 인생에서 가장 고달픈 시기다. 그 시기에는 많은 요청을 받지만 그렇다고 그것을 거절할 만큼 충분히 늙은 것도 아니기 때문이다.

– 속담 –

문신의 역사 (1)

문신을 젊은 사람들의 유행 정도로 생각하는 분들은 문신의 역사가 굉장히 오래 되었다는 사실을 알면 깜짝 놀랄 것이다. BC 2,000년경의 이집트 미라와 당시 무덤에서 나온 인형에 벌써 문신이 있었다고 하니 문신의 역사는 4,000년 이상은 된 것 같다. **인간은 피부에 무언가를 새기는 오래된 전통을 가지고 있는 것이다.** 지금도 미개한 족속들에서 성년의식이나 종교적인 의례로 행해지기도 하고 장식, 계급상징 또는 액땜을 위해 행해지기도 한다. 역사에 보면 결혼이나 출산 때 호적 대신 행하는 경우도 있었다.

Who controls the past controls the future. Who controls the present controls the past. 과거를 지배하는 자가 마래를 지배하며 현재를 지배하는 자가 과거를 지배한다.
　　　　　　　　　　　　　　　　　　　- 조지 오웰 (George Orwell, 영국작가, 1903~1950) -

미인피부과 www.meinclinic.com

보톡스로 눈썹도 올린다

요즘은 보톡스로 못하는 게 없는 것 같다. 눈썹이 조금만 높아졌으면 하는 분들도 보톡스의 도움을 받을 수 있다. 그게 어떻게 가능할까. 눈썹 위치는 고정된 것이 아니다. 눈썹은 위아래로 고무줄을 매달아 공중에 띄워놓은 막대기와 비슷하다. 위의 고무줄을 당기거나 아래 고무줄을 풀면 눈썹은 위로 올라가고 아래 고무줄을 당기거나 위의 고무줄을 풀면 아래로 내려간다. 이런 힘의 역학관계를 잘 이용하면 쉽게 눈썹의 위치에 변화를 줄 수 있다. 단 시술자의 숙련도가 많이 요구된다.

Hatred is blind, as well as love. 사랑과 마찬가지로 미움도 맹목적이다.

– 속담 –

긁어 부스럼

가만히 놓아두면 별 문제 없을 것을 괜히 건드려서 문제가 커질 수 있다. 이럴 때 긁어 부스럼 만들었다는 말을 한다. 부스럼은 국어사전에 털구멍으로 세균이 들어가서 생기는 염증이라고 나와 있다. 피부과에는 긁어 부스럼 만든 환자분들이 항상 많다. 아무 자국 없이 좋아질 여드름을 자가치료하다가 기어코 흉터까지 만들어서 병원에 오고 가벼운 뾰루지를 손대다가 왕방울만한 염증을 만들어 오기도 한다. 벌레에 가볍게 물린 상처에 이상한 걸 잔뜩 바르다가 발 전체가 퉁퉁 부어 오는 사람도 있다.

Poverty is the parent of revolution and crime. 빈곤은 혁명과 범죄의 부모이다.

– 속담 –

미인피부과 www.meinclinic.com

목과 앞가슴의 주름들은 어떻게 해결할 것인가

얼굴은 비교적 괜찮으신데 목주름이 깊고 두꺼워서 스트레스를 받으신다는 분들이 의외로 많다. 앞가슴주름(데콜테라인)이 심하신 분들은 아예 공중목욕탕에 가기를 꺼려하기도 하신다. 목주름과 가슴주름은 광경근이라는 큰 근육의 반복적인 수축에 의해 생기는데 피부노화의 한 증상이기도 하다. **얼굴주름들에 비해 결과예측이 조금 어렵기는 하나 보톡스 주사가 일단 시도해볼 만하다.** 필러 주사도 경우에 따라서 큰 효과가 있고 폴라리스 등의 고주파 레이저나 프랙셔날 레이저도 반응이 좋다.

A sudden, bold, and unexpected question doth many times surprise a man and lay him open. 갑작스럽고 대담한 그리고 예상 밖의 질문은 한 인간을 여러 차례 놀라게 해서 정체를 드러나게 한다.

— 프랜시스 베이컨 (Francis Bacon, 영국철학자, 1561~1626) —

임신 중에 닭고기를 먹으면

가끔 그런 말을 듣는다. 임신 중에 복숭아를 많이 먹었더니 피부가 뽀얀 아이가 나왔다… 임신 중에 닭고기를 먹으면 아기 피부가 닭살처럼 오톨도톨해진다… 임신 중에 자장면이나 콜라, 커피를 많이 먹으면 아이 피부가 검어진다… 이런 말들은 전혀 근거가 없다. 건강한 태아를 위한 지나친 관심이 만들어낸 오해들일 뿐이다. **산모와 아이의 건강을 위해서 가장 조심할 것은 음주와 흡연이다.** 술은 아이의 중추신경 발육에 문제를 일으킬 수 있고 담배는 저체중아, 태반의 조기박리 등을 일으킬 수 있다.

Failure is the opportunity to begin again more intelligently. 실패란 보다 현명하게 다시 시작할 수 있는 기회다.

— 헨리 포드 (Henry Ford, 미국기업인, 1863~1947) —

면도에 지쳐버린 남자들

남자가 콧노래를 흥얼거리면서 슬슬 면도하는 로맨틱한 모습이 영화에 자주 비취지만 사실 남자들은 빨리 출근해야하는데 면도 때문에 귀찮을 지경이다. 털이 너무 많으면 면도에 시간도 많이 걸리고 자꾸 상처도 생기고 아무리 면도해도 얼굴이 지저분하게 보일 수 있다. 결국 보이는 털들을 모조리 제모해버리려는 생각을 가지게 된다. **최근에 코, 턱, 볼, 목의 수염들과 구레나룻을 일거에 제모해버리려고 병원에 내원하는 남자분들이 부쩍 늘었다.** 시간은 마취 연고 포함해서 1시간 정도 걸린다.

A fool's bolt is soon shot. 어리석은 자는 밑천을 금방 털어 놓는다. 능한 매는 발톱을 감춘다.

– 속담 –

벌써 내 머리에 새치가

흰머리 몇 가닥을 발견하고 기분좋아할 사람은 없다. 어릴 적 아버지 머리에서 새치를 뽑아드리던 기억이 나며 갑자기 노화에 대한 걱정이 드는 것이 보통이다. 새치는 왜 생길까. 정말 노화의 징표일까. 새치의 원인은 아직 분명하게 밝혀진 바는 없지만 유전적 요인이나 스트레스, 전신성의 특정 질환 등이 있을 때 멜라닌색소가 분비되지 않은 모발이 생기는 현상으로 보고 있다. 빠르면 10대 후반부터 나타날 수도 있다. 40을 전후해서 생기는 노화성 흰머리와는 분명히 구분되니 너무 걱정할 필요는 없다.

Silence is the most perfect expression of scorn. 침묵은 경멸의 가장 완벽한 표현이다.

– 속담 –

수능을 며칠 앞둔 학생들을 위한 조언

매년 11월이면 100만 명 가까운 수험생들이 수학능력시험을 치른다. 필자는 학력고사를 치른 세대였고 그 전에는 연합고사 세대였다. 공부도 힘들지만 시험 결과에 대한 두려움이 더 견디기 힘들다. 하지만 필자 주위에는 학력고사 성적과 별 상관없이 성공적인 인생을 사는 사람들이 '너무' 많다. **수능은 그저 조금 중요한 시험일뿐이다.** 대학도 일단 졸업하면 이력서에 약간의 중요성을 가진 한 줄로 남을 뿐이다. 더 중요한 것은 끊임없는 자기계발과 자신의 장점을 발휘할 수 있는 일을 찾는 것이다.

If you're born in America with black skin, you're born in prison. 검은 피부를 가지고 미국에서 태어나는 것은 감옥에서 태어나는 것이다.
— 말콤 X (Malcolm X, 미국 흑인지도자, 1925~1965) —

보톡스가 항암 치료에 이용되기도

보톡스는 팔방미인이다. 요즘은 암 치료에도 시도되고 있다. 전통적인 항암 치료는 암조직으로 가는 혈관을 막아서 산소공급을 줄여 암세포들을 죽인다. **그런데 암조직이 저산소증에 점점 적응하게 되어 나중엔 치료효과가 줄어드는 것이 문제였다.** 벨기에 의사들에 따르면 보톡스로 혈관의 근육부분을 마비시켜 혈관을 일시적으로 열어주면 방사선요법에 대한 장애였던 저산소증도 완화되고 항암제도 쉽게 도달하여 항암 치료에 도움이 될 수 있다는 것이다. 아직 동물실험 수준이지만 성공적인 결과가 나왔다.

Diseases are the interests of pleasures. 질병은 쾌락의 이자이다.

– 속담 –

콧수염 때문에 남자 같은 인상을 주는 여성들

여성의 경우 코밑에 털이 보이는 것은 일반적으로 세련된 인상을 주기 어렵다. 그렇다고 여성이 코밑을 매일 면도하는 것도 쉽지 않고 점점 두꺼워지는 콧수염을 바라보는 것은 짜증나는 일이 되어버린다. 피부과에 가보자. 생각보다 일이 간단하게 해결될 것이다. 콧수염 제모는 아마도 모든 제모 중에 치료시간이 가장 적게 걸리는 일일 것이다. 레이저시술에는 고작 1~2분 정도 걸리고 바로 일상생활을 해도 불편함이 없다. 한 달에 한 번 잠깐씩 산책하러 피부과 외래에 들르면 되는 것이다.

Man is born to live, not to prepare for life. Life itself, the phenomenon of life, the gift of life, is so breathtakingly serious! 사람은 살려고 태어나지 인생을 준비하려고 태어나지는 않는다. 인생 자체, 인생의 현상, 인생이 가져다주는 선물은 숨 막히게 진지하다!

– 보리스 파스테르나크 (Boris Pasternak, 러시아시인, 1890~1960) –

좋은 인상

면접이나 선을 앞두고 피부과, 성형외과를 찾는 사람들이 많다. 목표는 한 가지다. 좋은 인상을 만드는 것이다. 필자도 직원을 뽑기 위해 백 명 이상을 직접 면접해보았는데 멋진 옷과 헤어스타일, 시크한 핸드백과 티 없이 깨끗한 피부도 나쁘지는 않았다. **하지만 더 중요한 것은 가식적이지 않은 선한 모습과 예쁜 미소였다.** 이 두 가지는 억지로 만들 수 없는 것이며 그가 진짜 어떤 사람인지 잘 보여주는 지표이기 때문이다. 가꾼 사람보다는 좋은 사람이 먼저다. 그리고 좋으면서 잘 가꾸었으면 금상첨화다.

One of the great disadvantages of hurry is that it takes such a long time. 성급함 때문에 당하는 큰 손해의 하나는 우습게도 무척 많은 시간이 걸린다는 것이다.

– 속담 –

흉터에도 종류가 있다

흉터는 상처가 치유된 후 피부에 남는 변성부분이다. 종류가 많지만 공통점은 저절로는 회복되지 않는다는 것이다. 피부 위로 튀어나오는 비후성 반흔이나 켈로이드, 피부 속으로 함몰된 위축성 반흔, 그리고 편평한 흉터의 세 가지로 나눈다. 비후성 반흔은 맹장수술이나 제왕절개 수술 자국 같은 것을 생각하면 되고 켈로이드는 일종의 체질이다. 위축성 반흔은 여드름 흉터와 수두 자국이 대표적이다. 여드름 흉터는 얼음송곳으로 푹푹 찔러놓은 것처럼 보이기도 하고 넓은 분화구 모양으로 나타나기도 한다.

Take the bull by the horns. 황소는 뿔을 붙잡아라. 급소를 짚어라.

— 속담 —

각질제거기는 적당하게만 사용하자

각질제거기는 스테디셀러다. 찜질방에 있는 닥터피쉬도 살아있는 각질제거기인 셈이다. 아예 닥터피쉬라는 이름의 각질제거기를 만드는 회사도 있다. 각질제거기는 모양이나 재질도 다양한데 요즘은 모터가 달린 제품도 나와 있다. **피부과 의사로서는 '적당하게만' 각질을 제거하기를 권하고 싶다.** 목욕탕에서 때를 너무 심하게 밀면 때가 아니라 정상적인 피부조직까지 떨어져나가 심한 자극성피부염과 건성습진이 생기게 된다. 각질제거도 너무 심하게 하면 같은 부작용이 생기고 세균감염의 위험까지 있다.

Death is the great leveller. 죽음은 만인을 평등하게 한다.

— 속담 —

깨순이를 졸업하는 방법

주근깨는 근거 없는 민간요법에 현혹되거나 비싼 화장품에 빠져 시간낭비하지 말고 피부과를 방문하면 간단하게 해결된다. 피부과에서는 바르는 약이나 화학박피를 하기도 하지만 대개 엔디야그나 알렉산드라이트 레이저를 이용해서 치료한다. 시술 후 1~2일 내로 얇은 딱지가 앉기 시작해 대개 5~7일이면 다 떨어진다. **한 번의 치료로 깨끗하게 없어지는 경우가 많다.** IPL을 보조적으로 이용하기도 한다. 주근깨는 언젠가 재발하기 쉬우므로 치료 후에 자외선 차단에 각별히 신경을 쓰기 바란다.

A willing burden is no burden. 자진해서 지는 짐은 무겁지 않다.

– 속담 –

약은 약사에게 진료는 의사에게, 그리고 피부는 피부과 의사에게

요즘 피부과 간판이 걸려있는 병원들이 상당히 많다. 하지만 생각해보면 피부과 의사가 그렇게 많을 리 없다. 우리나라에선 의사는 어떤 과를 전공했든 '진료과목'이라는 말 뒤에 다른 과를 적는 것이 합법적이다. 그런데 '진료과목' 글자가 너무 작아 피부과로 오인되는 병원이 꽤 있다. 애가 아프면 소아과 의사에게 진료를 받아야 하듯이 피부에 문제가 있으면 피부과 의사에게 진료받는 것이 좋다. 대한피부과 의사회 웹사이트(www.akd.or.kr)에 들어가면 각 지역에 피부과가 어디 있는지 정확한 정보가 나와 있다.

Humor is the first of the gifts to perish in a foreign language. 외국어를 사용할 때 가장 먼저 잃어버리는 것이 유머다.

— 버지니아 울프 (Virginia Woolf, 영국소설가, 1882~1941) —

여드름이 딱딱하고 아프게 변한다면

어느 날 여드름이 아프게 느껴져서 거울을 보니 단단하게 커져있는 경험을 많이들 해보았을 것이다. 짜도 별로 나오는 것이 없고 아프기만 하고 더 커지는 것 같다. 한번 생기면 며칠 동안 많이 괴롭다. 염증성 여드름이다. **이럴 때 피부과에 가면 소위 염증 주사라는 것을 놓아주는데 효과가 속된 말로 직빵이다.** 정확하게는 트리암시놀론 병변내 주사인데 효과가 탁월하지만 조심하지 않으면 피부가 일시적으로 함몰되는 경우도 있으므로 반드시 숙련된 피부과 전문의에게 시술받는 것이 좋다.

Men are but children of a larger growth. 남자는 크게 자란 어린이에 불과하다.

– 속담 –

피부에 사는 기생충

사람 피부에 사는 기생충이 있다. 건강한 한국인 50%의 속눈썹에 들어있고 성모와 조직표본을 이용한 사체조사에선 90% 내외의 사람에서 양성을 보인다는 연구보고가 있다. 이름은 모낭충(Demodex)인데 모낭진드기로도 부른다. **모낭충은 그냥 얌전하게 있기도 하고 주사, 여드름, 구순주위염, 모낭비강진 등의 형태로 피부질환을 일으키기도 한다.** 이들을 총칭하여 모낭충증이라고 부른다. 피부과 교과서에는 모낭충을 환자에게 절대로 보여주지 말라고 되어있다. 쓸데없는 공포증을 유발할 수 있기 때문이다.

Think of the end before you begin. 시작하기 전에 끝을 생각하라.

– 속담 –

미인피부과 www.meinclinic.com

추남과 추녀

가을남자, 가을여자… 얼마나 운치 있고 멋진 말인가. 한자로는 추남(秋男), 추녀(秋女)다. 그런데 동음이의어인 추남(醜男)과 추녀(醜女)가 기분 좋은 말이 아니어서 문제다. 못 생겼다는 말을 듣고 좋아할 사람은 없다. **그런데도 예뻐지려고 노력하면 못마땅하게 쳐다보는 사람들이 많다.** 물론 성형중독증이나 외모지상주의적인 사고방식은 좋지 않다. 하지만 어느 정도 범위 내에서 시간과 돈을 투자해 더 예뻐지는 것은 말릴 일이 아니다. 자기계발이다. 적절한 선만 넘어가지 않으면 된다.

Men live by forgetting, women live on memories. 남자는 망각으로 살아가고, 여자는 추억으로 살아간다.

– 속담 –

타임紙가 선정한 10대 건강식품 _ 브로콜리

요즘 브로콜리 애호가가 많아졌다. 풍부하게 들어있는 비타민 A는 야맹증도 예방하고 피부세포들을 건강하게 유지시켜준다. 비타민 C는 레몬의 2배나 들어있고 시지 않아 신 맛을 싫어하는 사람들에게 비타민 C의 훌륭한 공급원이 된다. 비타민 U도 많아 만성 위장병 환자에게 좋다. 그래서 브로콜리를 비타민의 꽃으로 부른다. 철분도 채소 중 가장 많이 들어있고 식이섬유도 풍부하며 항암 성분으로 주목받는 셀레늄이 다량 들어 있다. 최근엔 브로콜리에 피부암 예방효과도 있다고 학계에 보고되어 주목받고 있다.

Tell me the company you keep and I will tell you what you are. 당신이 사귀는 친구를 말해주면 당신이 어떤 사람인지 말해줄 수 있다.

– 속담 –

미인피부과 www.meinclinic.com

10 / 31

여자의 변신은 무죄

지나친 것도 문제겠지만 어느 정도 범위 내에서는 자꾸 새로운 것을 시도하는 용기를 가진 사람은 칭찬받아 마땅하다. 고인 물이 썩는다고 했고 오래 앉으면 새도 살을 맞는다고 했다. 사람은 가만히 그대로 있으면 점점 퇴보하게 되고 결국 위기를 당하게 되어있다. 유명한 CF 카피로 '여자의 변신은 무죄' 라는 말이 있다. **항상 새로운 아름다움을 추구하는 여자의 시도는 긍정적으로 볼 이유가 충분히 있다.** 가만히 두면 자꾸 칙칙해지기 쉬운 남자들에 비해 여자들은 얼마나 창의적이고 부지런한지.

He who can make his enemy turn to his friend is a man of ability. 적을 벗으로 삼을 수 있는 자가 위대한 인물이다.

– 속담 –

자외선 경계경보

드디어 봄이 왔다. 따스한 햇살 속에 겨우내 쌓였던 긴장이 다 풀어진다. 하지만 햇볕을 좋아만 할 일은 아니다. 피부에 큰 적이 될 수도 있다. 아직 여름도 아닌데 벌써 무슨 자외선 얘기냐 하시는 분들도 있을 거다. '봄볕에 며느리 내보내고 가을볕에 딸 내보낸다' 는 속담을 기억하자. **봄과 가을의 일사량과 자외선 강도는 비슷한데 가을은 여름이 끝난 직후여서 누구나 햇볕을 조심하지만 봄에는 자외선에 대한 긴장이 적어 쉽게 기미가 진해지고 잡티가 늘어나게 된다.** 봄에는 꽃가루와 황사만 조심할 것이 아니다.

Don't put the cart before the horse. 마차를 말 앞에 놓지 말라. 일에는 선후가 있다.

– 속담 –

미인피부과 www.meinclinic.com

타임紙가 선정한 10대 건강식품 _ 연어

10대 건강식품 중 유일한 동물성 식품이 바로 연어다. 연어는 지방이 적고 맛이 담백해서 인기지만 풍부하게 들어있는 오메가-3 지방산 때문에 더욱 유명하다. 오메가-3는 중성지방을 낮추고 혈액순환을 개선해 고혈압에도 좋으며 기억력 향상과 치매예방, 관절염 치료에도 도움을 준다. 그 주성분은 아이들 두뇌 향상과 시력개선에 큰 도움이 된다는 DHA다. 요즘은 피부에도 좋다고 해서 화장품의 원료로도 인기다. 연어를 구하기 어려우면 같은 등푸른 생선인 고등어나 참치도 좋다.

Even fool can save money, but without wise can't use. 돈은 바보라도 모을 수 있지만, 쓰는 데는 지혜가 필요하다.

– 속담 –

새내기들을 위한 화장법

새내기 여성들을 위한 화장법은 많은 매체에서 앞 다투어 다루는 인기주제다. 결론적으로 '가볍지만 세련된 화장'이 좋다. 여드름이나 주근깨를 가린다고 분장 수준으로 하고 다니면 보는 사람은 많이 괴롭다. **전체적으로 파운데이션을 가볍게 바른 뒤 다크서클이나 가리고 싶은 특정 부위를 컨실러로 살짝 커버하는 식이 좋다.** 화장은 일반적으로 스킨, 로션, 에센스, 크림의 순서로 하면 별 무리가 없다. 립스틱은 너무 짙은 색깔은 피하고 광대뼈 부위의 가벼운 볼터치는 상당히 세련된 인상을 준다.

April is the cruelest month, breeding Lilacs out of the dead land, mixing Memory and desire, stirring Dull roots with spring rain. 4월은 가장 잔인한 달, 죽은 땅에서 라일락을 키워내고 추억과 욕정을 뒤섞고 잠든 뿌리를 봄비로 깨운다.
- T. S. 엘리어트 (Thomas Stearns Eliot, 미국시인, 1888~1965) -

대상포진과 심상성좌창

피부병 이름은 어려운 한자로 되어있는 경우가 많다. 예를 들어 대상포진(帶狀疱疹)은 무슨 뜻일까. 띠 대(帶)자로 미루어 띠 모양으로 생기는 포진이라는 뜻일 것이다. 심상성좌창(尋常性座瘡)은 무슨 병일까. 심(尋)은 '찾는다'는 뜻 외에도 '보통'이라는 뜻도 있다. 즉 심상성은 '보통의', '흔한'의 뜻이며 좌창은 뾰루지 좌(座)와 부스럼 창(瘡), 즉 여드름이니, 심상성좌창은 그저 '일반여드름'이라는 뜻이다. 심상성이라는 말이 들어간 피부병은 이밖에도 심상성건선, 심상성사마귀, 심상성루푸스 등이 있다.

A man cannot dress, without his ideas get clothed at the same time. 사람이 옷을 입을 때마다 그 사람의 생각도 동시에 옷을 입게 된다.

— 로렌스 스턴 (Laurence Sterne, 영국작가, 1713~1768) —

여자 손에 끌려 병원에 오는 남자들

오랫동안 주름 치료를 하다 보니 흥미로운 사실을 발견했다. **나이든 아버지 손을 이끌고 병원에 오는 딸들은 대개 아버지의 깊은 이마주름을 치료해달라고 하고, 남편 손을 꼭 붙잡고 병원에 들르는 30~40대 여성들은 대개 남편의 미간주름 때문에 온다.** 꼭 그런 것은 아니지만 그런 경우가 확실히 많다. 아마도 딸들은 이마주름 때문에 아버지가 나이 들어 보이는 것이 안타까워서 그럴 것이고, 아내들은 남편이 항상 인상을 찌푸리고 화난 것처럼 보이는 것을 더 이상 참을 수 없어서가 아닐까 생각해본다.

History is the best prophesy. 역사는 최선의 예언이다.

– 속담 –

10 / 28

열 길 물속은 알아도

열 길 물속은 알아도 한 길 사람 속은 모른다고 했다. 그런데 1mm 사람 피부 속을 잘 알 수 없는 경우가 적지 않다. 처음 추정한 것보다 점이 훨씬 깊은 경우도 많고 피부병 진단이 나중에 바뀌는 경우도 있다. **외과의사들은 그 '쉬운' 맹장염의 오진율이 25% 정도 되는 경우가 이상적이라고 한다.** 너무 부정확해도 문제겠지만 오진율이 0%라면 맹장염이 아닌 다른 질환들까지 맹장염으로 진단했을 가능성이 높다. '절대로 안 틀리는 의사' 는 없다. 진실과 성실로 환자를 대하는 의사가 더 귀하다.

Have a care of a silent dog and still water. 짖지 않는 개와 소리 없이 흐르는 물을 조심하라.

– 속담 –

자외선은 친구인가 적인가

햇볕을 쬐지 않으면 비타민 D가 합성이 안 되어 구루병이라는 허리가 굽는 무서운 병에 걸릴 수 있다는 말을 들어본 일이 있을 것이다. **그런데 사실 비타민 D 합성을 위한 일광 노출은 하루에 10~15분 정도면 충분하다.** 24시간 내내 암실에서 지내는 사람이 아니라면 대부분의 사람이 사실상 일광에 과도하게 노출되고 있다는 뜻이다. 자외선은 피부의 친구라기보다는 적이라고 보는 편이 낫다. 자외선은 기미나 잡티의 원인일 뿐만 아니라 피부노화나 각종 피부암의 주범이 될 수도 있기 때문이다.

Fortune favors the brave. 행운은 용감한 사람 편이다.

– 속담 –

미인피부과 www.meinclinic.com

10 / 27

얼굴은 살아있는 명함이다

나이 40이 되면 자기 얼굴에 책임을 져야한다는 말이 있다. 링컨의 말이다. 얼굴은 그가 인생에 대해 보여준 삶의 태도와 반응들이 그대로 새겨진 조각과 같다. **긍정적으로 밝게 웃으며 살아온 분들은 그런 표정으로 굳어지고 어둡고 비관적으로 살아온 분들도 결국 그런 얼굴로 굳어진다.** 얼굴은 살아있는 이력서요 살아있는 명함인 셈이다. 멋진 옷차림을 갖추는 것은 쉽고 바른 행동거지를 가지는 것은 쉽지 않다. 하지만 품위 있는 밝은 얼굴을 갖는 것은 제일 어렵고 몇십 년 걸리는 일이다.

Be not careless in deeds, nor confused in words, nor rambling in thought. 행동을 부주의하게 하지 말고 말을 혼동되게 하지 말며 생각을 두서없이 하지 말라.
— 마르쿠스 아우렐리우스 (Marcus Aurelius, 로마황제–철학자, 121~180) —

피부는 황사를 싫어해요

황사철이 되면 거리에는 마스크 쓴 사람으로 가득차고 TV 뉴스에는 한동안 황사 이야기가 빠지지 않는다. 모래먼지가 중국내륙의 각종 유해물질을 함유하고 우리나라에 도달하니 호흡기나 눈은 물론 피부에도 좋을 것이 없다. 황사는 각종 알레르기성 또는 자극성피부질환의 원인이 될 수 있다. 아토피피부염이나 피부건조증이 심화될 수도 있다. 외출 시엔 보습제를 잘 발라주고, 돌아오면 세안제로 꼼꼼하게 씻어내야 한다. **황사는 일반 먼지보다 입자가 미세해서 모공 깊숙이 들어갈 수 있기 때문이다.**

Attack is the best defence. 공격이 최선의 방어이다.

– 속담 –

변검

얼굴을 돌릴 때마다 얼굴이 바뀌는 마술인 변검(變瞼)을 본 적이 있는가. 중국에서 국가기밀로 지정했다는 이 변검은 한번 보면 절대 잊을 수 없는 진귀한 마술이다. **여자들 중에는 화장만 하면 거의 변검 수준으로 얼굴이 바뀌는 분들이 있다.** 화장두께가 1mm 에 육박한다. 연극이나 서커스에 출연하는 분이 아니라면 좀 더 자연스러운 얇은 화장을 해보자. 화장이 두꺼워야 흠을 가릴 수 있다고 생각하지만 사실 화장이 두꺼운 분을 보면 뭘 가리려는 것일까 하면서 더 유심히 쳐다보게 된다.

Early birds catch the worms. 일찍 일어나는 새가 벌레를 잡는다.

— 속담 —

피부는 담배도 싫어해요

얼마 전에 건강검진을 받으며 위내시경 검사를 했다. 마취가 풀리자 담당 의사 선생님이 찍은 사진들을 보여주며 '정말 정말…' 하시는 거였다. 순간 요즘 속이 좀 안 좋았었는데 하는 생각이 스쳐지나갔다. 그런데, '정말 정말 깨끗하네요.' 하시는 거였다. 내가 술, 담배를 안 한다고 설문지에 적은 것을 보고 미리 짐작은 하셨다고 했다. 술과 담배를 멀리 하고 사니 피부는 동기들에 비해 한 10년은 더 젊어 보인다고 생각해왔는데 그 덕택에 다른 건강도 좋았던 것이다. **담배는 백해무익이다.**

I think that we should be men first, and subjects afterward. It is not desirable to cultivate a respect for the law, so much as for the right. 우리는 먼저 인간이 된 다음 국민이 되어야 한다. 법을 정의만큼 존중하게 되는 것은 바람직하지 않은 일이다.

– 헨리 데이빗 소로 (Henry David Thoreau, 미국사상가, 1817~1862) –

의학은 발전하는 중

환자분들을 보면 기대치가 참 다양하다는 것을 느낀다. 어떤 분들은 벼르고 별러서 피부과에 오셔서는 한 번의 치료로 피부가 완전히 깨끗해지는 것을 기대하신다. 또 어떤 분들은 옛날의 치료경험을 토대로 많은 편견과 선입견을 갖고 계신다. 의학은 계속 발전하고 변화하고 있다. 3, 4년 전에 불가능했던 시술이 지금은 가능하기도 하고 효과가 너무 떨어지는 레이저는 소리 소문 없이 퇴출되기도 한다. 하지만 한번으로 완전히 치료되는 그런 것은 없다. 그렇게 광고하는 병원도 일단 피하는 것이 좋다.

Tall trees catch much wind. 높은 나무에 바람이 세다.

– 속담 –

얼마나 젊어보여야 좋을까

의학의 발달로 인해 간편하게 10년 정도 젊어지는 것이 가능해졌다. 특히 보톡스나 필러 주사는 몇 분이면 얼굴 대부분의 주름들을 치료할 수 있다. 그런데 얼마 정도까지 젊어 보이면 되는 것일까. 안면거상술이라는 수술을 받으면 20년 이상 젊어 보일 수도 있다. 딸과 함께 서 있으면 언니로 보이기도 한다. 이걸 좋아하는 사람도 있고 그렇지 않은 사람도 있다. 이렇게 말하고 싶다. 자기 나이보다 10년 정도 젊어 보이거나 친구들끼리 만났을 때 그 중에서 가장 젊어 보이는 20% 정도에 들면 대성공이다.

History suggests that capitalism is a necessary condition for political freedom. Clearly it is not a sufficient condition. 자본주의가 정치적 자유의 필요조건임은 역사가 보여주고 있다. 그러나 확실히 충분조건은 아니다.

– 밀턴 프리드먼 (Milton Friedman, 미국경제학자, 1912~2006)–

발톱의 때가 아무리 싫어도

사람들이 싫어하는 것 중에 발톱의 때가 있다. 손톱도 사정은 비슷하다. 그래서 자주 열심히 손발톱 밑에 낀 때를 제거해주는 분들이 있다. 그런데 그 정도가 지나치면 세균이 감염되어 며칠 동안 많이 아프다. 조갑박리증이 오기도 하는데 이는 손발톱 끝이 들뜨는 현상으로 전신질환과 동반되기도 하고 때를 자꾸 파내거나 심한 자극을 반복적으로 줄 때 올 수 있다. **조갑박리증이 오면 때도 더 많이 차고 결국 때를 더 자주 파내야 되는 악순환이 시작된다.** 이럴 때는 피부과에 가서 조언을 구해보자.

Television is chewing gum for the eyes. 텔레비전은 마치 추잉검 같아 쉬지 않고 보게 된다.

– 프랭크 로이드 라이트 (Frank Lloyd Wright, 미국건축가, 1869~1959) –

웃는 얼굴이 최고의 관상

어떤 관상학 책을 보니 거기엔 이마 주름이나 귀, 코, 광대뼈, 턱, 입술 등의 모양에 따라 각자의 인생이 달라진다고 되어 있었다. 비과학적인 내용들이 대부분이어서 동의하기 어려운 부분들이 많았다. 그런데 결론적으로는 웃는 얼굴이 최고의 관상이라고 했다. 긍정적이고 밝은 인상으로 살면 주위 사람들에게 기쁨을 주고 자신에게도 행복한 일들이 생길 것이라는 것이다. 거기엔 동감이다. **어떤 사람을 떠올릴 때 웃는 모습이 먼저 생각난다면 그 사람은 성공적인 인생을 살 가능성이 아주 높다.**

A woman's tears and a dog's limping are not real. 여자의 눈물과 강아지의 절룩거림을 믿지 말라.

– 속담 –

눈 주위에 생기는 지저분한 하얀 알갱이들

남녀노소를 막론하고 주로 눈 근처에 하얀색 또는 샛노란색으로 직경 1mm 내외의 동그란 구진들이 올라오는 경우가 있다. 좀 더 넓고 평퍼짐하며 피부색깔을 띠는 한관종과는 다른 '비립종' 이다. 한관종은 자세히 봐야 보일 때도 많지만 비립종은 반짝반짝 영롱하게 빛나는 느낌까지 있어 상당히 눈에 잘 띈다. **여드름과는 달리 피부 바깥으로 구멍이 나있지 않아 그냥 손으로 짜면 짜지지도 않고 잘못하면 흉만 생긴다.** 피부과에서는 레이저나 특수기구를 이용해 깔끔하게 톡 터뜨려 치료해준다.

A burnt child dreads the fire. 불에 덴 아이는 불을 무서워한다.

– 속담 –

03 / 09

보톡스 화장품은 존재하는가

'보톡스 화장품'이라는 이름으로 판매되는 화장품을 본 적이 있을 것이다. '이제는 보톡스를 주사 맞지 말고 바르세요'라는 문구는 참 인상적이다. 그런데 이런 제품들은 약이 아닌 '기능성 화장품'의 범주를 벗어나기 힘든 것임에도 불구하고 마치 보톡스 주사를 대체할만한 효능이 있는 것처럼 선전되고 있다. 물론 사용해서 나쁠 것은 없다. 하지만 소비자를 현혹시킨다는 비난을 면키 어렵다. 보톡스는 발라서는 효과가 없다. **붕어빵 속에 붕어가 없듯이 보톡스 화장품 속엔 보톡스가 없으며 비용도 저렴하지 않다.**

You can't teach an old dog new tricks. 늙은 개에게 새로운 기술을 가르칠 수는 없다.
– 속담 –

미인피부과 www.meinclinic.com

주부습진을 막으려면

전업주부라면 손에 자꾸 물집이나 각질이 생기고 가렵고 따가운 증세로 고생해 본 일이 있을 것이다. 소위 주부습진이다. **물, 비누, 세제 등에 장기간 노출되는 것이 원인인데 주부라는 '직업' 때문에 생겼으니 일종의 직업병이요 산업재해다.** 산재보험에서 주부습진 치료비를 대줘야 하는 건 아닌지 모르겠다. 예방하려면 물이 손에 직접 닿는 것을 막아야 한다. 그냥 고무장갑만 끼면 나중엔 고무 알러지까지 생겨 고생할 수도 있으니 속에 면장갑을 끼고 고무장갑을 착용하는 것이 좋다.

The cobbler's children go barefoot. 구두 수선공의 아이들이 맨발로 다닌다. 대장간에 식칼이 없다.

– 속담 –

좋은 피부과, 성형외과 찾는 법 (2)

좋은 피부성형 전문병원을 찾을 때는 인터넷쇼핑의 일반적인 원칙을 떠올려보자. 가전제품과 같은 공산품은 제품 이름만 같으면 쇼핑몰마다 품질 차이가 없는 경우가 대부분이지만, 의류나 식품류는 품질 차이가 많은 편이어서 인터넷으로 구입할 때 성급해서는 안 된다. **의료시술은 병원마다 시술내용과 품질에 차이가 훨씬 많다고 볼 수 있다.** 일단 몇 병원을 정해서 직접 방문해보는 것이 좋다. 인터넷은 참고만 하자. 그리고 단순히 시술비가 저렴하다는 이유로 병원을 덜컥 정하지는 않기를 바란다.

Power never takes a back step; only in the face of more power. 권력은 절대 뒷걸음치지 않는다; 더 큰 권력 앞에서가 아니면.
– 말콤 X (Malcolm X, 미국 흑인지도자, 1925~1965) –

링클프리

언제부턴가 '링클프리(wrinkle-free)' 로고가 붙은 남성바지나 셔츠제품이 인기다. 구김이 적게 가고 세탁 후에 다리미질이 필요 없다고 해서 바쁜 직장인들에게 특히 인기다. 우리 얼굴도 이와 같으면 얼마나 좋을까 하는 생각을 해본다. 아무리 찌푸리고 구겨져도 금방 다시 팽팽한 상태로 돌아가는 링클프리 피부. **언젠가 그런 획기적인 기술이 나오겠지만 현재 가장 이 개념에 근접한 것은 바로 보톡스 주사다.** 한 번 맞으면 4~5개월 동안 아무리 주름을 만들려고 해도 주름이 잡히지 않는다.

Speech is civilization itself. The word, even the most contradictory word, preserves contact. It is silence which isolates. 말은 문명 그 자체이다. 단어는 가장 모순된 것이라도 연관을 잃지 않으며 고립시키는 것은 침묵이다.
— 토머스 만 (Thomas Mann, 독일작가, 1875-1955) —

03 / 11

화장품과 피부트러블

화장품 때문에 트러블이 생겨보았거나 그런 사람들을 본 적이 있을 것이다. 여기에는 크게 두 가지가 있다. 첫째는 소위 화장품피부염으로 부르는 것으로 화장품 성분의 일부가 피부에 알러지 또는 자극성피부염을 유발하는 경우이며 진단과 치료가 모두 쉽다. 둘째는 화장품 성분이 모공을 막거나 해서 여드름이 유발되는 경우다. 이런 여드름은 화장품이 원인인 것을 입증하는 것이 쉽지 않고 치료에도 시간이 걸린다. **새로운 화장품을 구입하기 전에는 반드시 먼저 샘플을 며칠 동안 써보는 습관을 들이자.**

First you take a drink, then the drink takes a drink, then the drink takes you.
처음에는 네가 술을 마시고, 다음에는 술이 술을 마시고, 다음에는 술이 너를 마신다.
– 스콧 피츠제랄드 (F. Scott Fitzgerald, 미국작가, 1896~1940) –

미인피부과 www.meinclinic.com

면도기 세척이 중요하다

면도는 열심히 하면서도 면도기 세척은 제대로 하지 않는 신사들이 많다. 면도 후 면도기 헤드에는 수염찌꺼기 뿐만 아니라 각질과 피지까지 남아있어 세균이 번식해 모낭염 등의 피부병을 일으킬 수 있으므로 주의해야 한다. **면도기 청소는 단순히 물로 헹구거나 솔로 수염 찌꺼기를 털어내는 것만으로는 부족하다.** 항균세척액을 구해서 주기적으로 세척하는 것이 좋다. 최근에는 기술의 발달로 자동으로 높은 수준의 항균세척이 가능한 제품도 나와 있다. 면도기는 좋은 것을 쓰자.

Money will come and go. 돈은 돌고 도는 것.

– 속담 –

겨드랑이에 땀이 너무 많이 나는 사람

땀이 많이 나는 것도 병이다. 겨드랑이, 손바닥, 발바닥, 이마 등의 다한증이 특히 문제가 된다. 겨드랑이 다한증의 경우 옷을 자주 갈아입어야 한다는 점이 불편하다. **특히 여성의 경우 여름철에 내의나 민소매 옷의 겨드랑이 부분이 계속 젖어 있는다는 것은 생각만 해도 불쾌한 일이다.** 사회적으로 격리되는 느낌을 갖게 되기도 한다. 먹는 약은 전신부작용이, 바르는 약은 약한 효과가 단점이다. 신경절제수술로 해결하기도 하는데 보상성다한증이 생겨 더 불편해질 수 있다. 보톡스가 매우 간편하고 효과적이다.

The first sweep finds the money lost at night. 제일 먼저 청소하는 사람이 밤에 잃어버린 돈을 줍는다.

– 속담 –

미인피부과 www.meinclinic.com

피부과와 광고

개인병원을 하다 보면 홍보의 필요성을 느낀다. **환자가 많이 와야 의술을 발휘할 기회가 생기고 병원도 클 수 있기 때문에 공격적인 광고나 마케팅의 '유혹'을 받는다.** 필자처럼 소시민적인 의사는 그렇게 하는 것이 너무 부자연스러워 자중하지만 병원을 경영의 관점에서 바라보고 광고홍보비 지출을 크게 잡는 병원들도 있다. 그런데 검증이 덜 된 시술에 대한 광고나 과장성 내용이 문제가 된다. 대한의사협회가 의료광고심의를 하고는 있지만 한계가 있다. 의사 스스로의 윤리의식이 가장 중요하다.

Fame usually comes to those who are thinking about something else. 명성은 평소 그것에 대해 무관심한 사람에게 슬며시 찾아오는 법이다.

– 속담 –

화이트데이가 내일인데

매년 3월 14일은 화이트데이라고 해서 남자가 사랑하는 여인에게 사탕으로 마음을 표현하는 날이다. 그게 내일이다. 옆구리가 허전해지는 사람도 있겠고 기회만 닿으면 마음을 표현하려고 안간힘을 쓰는 청춘남녀들에겐 더없이 좋은 기회가 될 것이다. **그런데 솔로로 오래 지내는 것은 피부에도 별로 좋지 않다.** 여자들은 과도하거나 너무 무성의한 화장을 하게 되어 피부가 나빠지고 남자들은 대개 너무 신경을 안 써 칙칙하고 냄새까지 난다. 선남선녀들을 잘 연결시켜주는 사람들에게 복이 있을지어다.

Fashions fade, style is eternal. 패션은 사라지지만 스타일은 영원하다.
– 입생 로랑 (Yves Saint Laurent, 프랑스 패션디자이너, 1936~2008) –

피부에 대한 속설과 진실

사람이 죽어도 손톱이나 머리카락은 계속 자란다는 말을 들어본 일이 있을 것이다. 그래서 남량특집에 나오는 귀신들은 다들 손톱도 길고 머리카락도 긴 것일까. 그런데 이건 명백한 오해다. **사람이 죽으면 피부가 건조해지고 쪼그라들어 상대적으로 손톱이나 머리카락이 길어진 것처럼 보일 뿐이다.** 일종의 착시현상이다. 사마귀에 물리면 피부에 사마귀가 생기고 다시 사마귀에게 피부의 사마귀를 먹이면 피부에서 사마귀가 없어진다는 것도 애교 만점의 속설이며 전혀 근거가 없다.

Art! Who comprehends her? With whom can one consult concerning this great goddess? 예술! 누가 그녀를 알 수 있는가? 누구와 더불어 이 위대한 여신에 대해 의견을 나눌 수 있을까?

– 루드비히 반 베토벤 (Ludvig van Beethoven, 독일작곡가, 1770~1827) –

온천은 피부에 얼마나 좋을까

피부에 대한 온천욕의 효능은 학문적으로 제대로 연구된 것은 별로 없다. 뜨거운 목욕 자체는 혈액순환을 촉진시켜 피부색을 좋게 하고 노폐물을 잘 배출시키며 여기에 대부분의 온천이 피부조직액보다 묽은 저장천이어서 삼투압 때문에 피부가 불면서 보습효과도 있고 아토피피부염에도 좋을 것으로 추정된다. 온천수의 성분을 보면, **유황성분은 항균, 항염작용이 뛰어나고 셀레늄은 항산화, 항염작용이 있다.** 탄산천의 이산화탄소성분이 일반 온수욕보다 혈압하강효과가 크다는 일본 연구결과도 있다.

A clear stream is avoided by fish. 맑은 물에는 물고기가 모이지 않는다.

– 속담 –

포샵 처리의 위력

누군가를 채용하기 위해 면접을 봐본 일이 있는 사람들은 알 것이다. 방문이 열리며 들어오는 사람이 이력서 사진과 전혀 닮지 않은 경우가 많다. **사진을 보며 가만 이 사람 탤런트 누구 닮았네 하고 있다가 실물이 나타나면 사진과 실물을 대여섯 번은 번갈아 쳐다보게 된다.** 이건 동생 사진도 아니고 아예 전혀 다른 사람의 사진이 붙어있다는 인상을 받기도 한다. 사진은 곧 진실이라고 생각한 적이 있었는데 이제는 컴퓨터를 거쳐 나오는 사진들이 너무 많다. 이런 면접자는 대개 점수가 확 깎이게 된다.

In the country of the blind, the one-eyed man is king. 맹인들의 나라에서는 애꾸가 왕이다.

– 에라스무스 (Desiderius Erasmus, 네덜란드 인문주의자, 1466~1536) –

March

03 / 15

피부과에서 치료받는 사실을 주위에 알려라

다이어트를 하려면 사람들에게 자기가 다이어트 중임을 열심히 광고하고 다니라는 말이 있다. 다이어트 한다는 사실을 부끄럽게 여기면 성공하기 힘들다. 사람들이 모두 자기가 다이어트 중이라는 사실을 알면 자의반 타의반으로 꾸준히 열심히 하게 된다. 비슷한 사실이 피부에도 적용된다. **기왕에 여드름이나 주름을 치료하기로 결심했으면 최소한 가까운 사람들에게는 알리면서 치료받는 것이 좋겠다.** 여드름이나 주름은 치료와 유지에 꾸준한 노력이 필요하므로 자의반 타의반으로 열심을 내는 것이 필요하다.

Some can stay longer in an hour than others can in a week. 어떤 사람은 한 시간 동안에 다른 사람들이 일주일 있는 것보다 더 오래 머물 수 있다.
- 윌리엄 딘 하웰즈 (William Dean Howells, 미국작가, 1837~1920) -

여자와 거울 (2)

여자가 거울을 보는 중요한 이유는 자꾸 '확인' 하고 싶어서라고 한다. 여자들은 사람들로부터 자기가 사랑받고 있음을 자꾸 확인하고 싶어 한다. 그래서 끊임없이 전화하고 문자를 보내고 '수다' 를 떤다. **그리고 옷이나 화장, 헤어스타일이 제대로 되어있는지 자꾸만 확인하고 싶어 끊임없이 거울 앞에 선다.** 그게 여자의 마음이다. 그러고 보면 많은 남자들은 '확인불감증' 에 걸려서 살고 있는 셈이다. 내가 사람들에게 어떻게 보이는지 신경을 쓰는 것은 너무 심하지만 않다면 분명히 좋은 것이다.

The sluggard craves and gets nothing, but the desires of the diligent are fully satisfied. 게으른 사람은 아무리 바라는 것이 있어도 얻지 못하지만, 부지런한 사람의 마음은 바라는 것을 넉넉하게 얻는다.

— 성경 (잠언 13:4) —

임산부의 튼살을 예방하려면

배부른 임산부는 생명의 신비 그 자체다. **임산부가 오로지 아기에 대한 사랑 때문에 괴로움을 감수하는 피부 문제가 하나 있는데 그건 바로 튼살이다.** 튼살은 체중이나 체격의 급격한 증가, 사춘기, 스테로이드의 장기연용 등과도 연관된다. 하지만 임신 시에 복부와 허벅지 쪽으로 생기는 튼살은 영광의 상처라고나 할까. 예방을 위해서는 피부 보습제나 튼살 예방크림을 충분히 바르고 물과 과일 섭취를 충분히 하며 마사지를 자주 해주는 것이 좋다. 분만 직후 피부과에 가서 치료를 빨리 시작하는 것도 중요하다.

He who spares the rod hates his son, but he who loves him is careful to discipline him. 매를 아끼는 것은 자식을 사랑하지 않는 것이다. 자식을 사랑하는 사람은 훈계를 게을리 하지 않는다.

– 성경 (잠언 13:24) –

미인피부과 www.meinclinic.com

닭살이 싫어요

사람을 의식하지 않고 애정표현을 '남발하는' 남녀가 있으면 닭살커플이라는 말을 듣게 된다. 털 뽑은 닭의 오돌토돌한 살가죽이 연상되는 피부가 바로 닭살이다. **그런데 춥거나 소름끼치는 상황에서 잠깐 생기는 닭살 말고 팔과 다리의 털구멍들이 항상 솟아있는 사람들이 있다.** 이런 닭살을 모공각화증이라고 하는데 대개 부모님 중 한 분은 같은 증상이 젊은 시절에 있었을 것이다. 사춘기 때 시작해서 성인이 되면서 서서히 사라져간다. 짜거나 때를 밀면 더 나빠질 수도 있으니 피부과에 가보도록 하자.

A pas de deux is a dialogue of love. How can there be conversation if one partner is dumb? 빠드되(二人舞)는 사랑의 대화이다. 상대가 무덤덤하다면 어떻게 대화를 나눌 수 있겠는가?

— 루돌프 누레예프 (Rudolf Nureyev, 러시아무용수, 1938~1993) —

갸름한 얼굴을 좋아하는 사람들

'부잣집 맏며느리 감' 이라고 하면 흔히 체격이 듬직하고 얼굴도 보름달처럼 크고 복스럽게 생긴 사람을 일컫는 좋은 말이었다. 하지만 지금은 이 말에 기분나빠할 여자들이 많다. 복스럽게 생겼다는 말을 함부로 했다가는 뺨맞기 십상이다. **요즘은 확실히 갸름한 얼굴형을 선호한다.** 턱이 웬만큼 크지 않고서는 서양에서는 치료의 대상으로 보지 않지만 우리나라에서는 턱이 약간만 두툼해도 병원에 상담하러 오는 경우가 많다. 적지 않은 여성들이 턱이 크면 성격이 있어 보이고 남성적으로 보인다는 생각을 한다.

Silence is sometimes the best answer. 때론 침묵이 최고의 대답이다.

– 속담 –

미인피부과 www.meinclinic.com

작은손님과 큰손님

옛날에는 수두는 작은손님, 천연두는 큰손님이라고 불렀다. 천연두는 호구마마, 손님마마, 역신마마, 별성마마 등으로 부르는 지역도 있었고 줄여서 그냥 마마로도 불렀다. **'손님'은 높여 부르는 표현이고 '마마'는 극존칭이니 심각한 역병을 일으키는 역신에게 머리를 조아리고 잘 좀 봐달라는 주술적이면서도 애교 섞인 표현들이다.** 제주도에선 수두는 작은마마 또는 작은마누래, 천연두는 큰마마 또는 큰마누래라고도 불렀다. 이 무서운 역병을 마누래(부인)로 부르는 민족은 아마 우리밖에 없을 것 같다.

A woman's desire for revenge outlasts all her other emotions. 여자의 복수심은 여자가 지닌 모든 감정 중에서 가장 끈질긴 것이다.

— 속담 —

습관을 바꾸면 주름이 덜 생긴다

03 / 18

주름이 잘 생기는 습관이 있다. 우선, 직업이 성격배우가 아닌 이상 미간을 찡그리는 습관을 버리자. 미간주름은 얼굴 주름 중에 부정적인 인상을 가장 많이 준다. 가까운 사물이 잘 안 보여 미간을 자주 찌푸린다면 안경을 착용하는 것이 좋겠고 미간은 절대로 찌푸리지 않는다는 생각을 하고 살자. 그리고 한 번 거울 앞에 서보자. **정면을 쳐다볼 때 자꾸 이마가 구겨지면서 주름이 생긴다면 이것도 습관을 좀 바꿔보자.** 정면을 쳐다볼 때 의식적으로 이마를 펴자. 고개를 조금 들면 주름이 안 생기기도 한다.

A monkey sometimes falls from the tree. 원숭이도 나무에서 떨어질 때가 있다.

– 속담 –

미인피부과 www.meinclinic.com

나병 치료제는 만능인가

가끔 그런 질문을 듣는다. 악성 피부병이 있는데 나환자들이 먹는 약을 구해줄 수 있느냐는 것이다. 난치병인 나병에 듣는 약이면 다른 피부병은 쉽게 고치지 않겠는가 하는 생각에서다. 정말 순진한 생각이다. **나병 치료제인 답손은 특유의 항염효과가 있어 나병 외에도 피부과 의사들이 유용하게 사용하는 것은 사실이다.** 하지만 메트헤모글로빈혈증이나 빈혈 등의 부작용이 생길 수 있어 특별한 경우에만 사용한다. 그리고 나환자들도 일반 피부질환이 생기면 일반적인 약들을 처방받으며 치료한다.

Every man desires to live long, but no would be old. 누구든지 오래 살기를 원하지만 늙기는 원하지 않는다.

— 속담 —

점을 뺀 뒤의 주의사항 (2)

점 뺀 후 1주일 동안 세수하지 말라는 말을 들어보았을 것이다. 세균감염을 막고 딱지가 오랫동안 잘 붙어있게 하기 위해서다. 이게 현실적으로 어렵다. 병원에서 스티커 같은 것을 붙여준 경우는 일반적인 세안을 해도 되지만 그렇지 않을 때의 세수요령은 뭘까. **점 뺀 개수가 적으면 물수건을 이용하면 되고, 개수가 많으면 손으로 미리 비누거품을 충분히 낸 뒤 얼굴에 묻히고 물을 살짝 튀기거나 흐르는 물에 얼굴을 댄다.** 수건을 살짝 대듯이 조심해서 물기를 닦아내고 병원에서 준 항생제나 재생 연고를 발라둔다.

Out of sight, out of mind. 눈 밖에 있으면, 마음 밖에 난다. 안보면 마음도 멀어진다.

– 속담 –

먹기만 잘 해도 피부색이 좋아진다

먹고 죽은 귀신이 때깔도 곱다는 말이 있다. 우리 조상들이 가난하게 살던 시절에 나왔던 자조 섞인 말이다. 그런데 잘 먹으면 정말 피부색깔이 좋아질까. 아직 음식과 피부의 상관관계에 대한 연구는 초보단계이다. **하지만 식사를 규칙적으로 잘 하는 사람들의 얼굴에는 확실히 윤기가 있다.** 물론 귤이나 당근을 너무 많이 먹으면 얼굴이 황달처럼 노랗게 되는 카로틴혈증이 올 수도 있다. 그래도 다이어트하며 굶기를 밥 먹듯 하는 사람들의 얼굴은 아무래도 푸석푸석하고 생기가 없으니 잘 먹는 쪽이 피부에도 좋을 것이다.

Better the devil you know than the devil you don't know. 귀신도 아는 귀신이 낫다.
– 속담 –

03 / 20

타임紙가 선정한 10대 건강식품 _ 견과류

땅콩이나 호두에 들어있는 리놀렌산 같은 불포화지방산은 동맥경화의 원인인 나쁜 콜레스테롤(LDL)을 낮춰주고 엘라직산은 암자살세포를 활성화시켜 암을 억제하며 풍부한 비타민 E는 노화도 막아준다. 피부에도 윤기가 돌고 건강해진다. 이 정도면 심심풀이 땅콩이라는 말은 더 이상 못 하겠다. 호두에는 오메가-3 지방산도 많아 혈압을 낮추고 뇌세포에도 좋다. **볶은 지 오래된 땅콩과 설탕이나 소금이 가미된 견과류는 주의를 요하고 땅콩 한 주먹은 밥 한 공기와 칼로리가 비슷하다는 점도 기억하자.**

A liar should have a good memory. 거짓말쟁이는 기억력이 좋아야만 한다. 어지간히 기억력이 좋지 않는 한 언젠가는 들통 나기 마련이다.

– 속담 –

피부로 승부하라!?

우연히 본 TV의 화장품 광고에서 눈에 띄는 카피 하나를 발견했다. 피부로 승부하라! 외모도 실력이라는 새로운 패러다임이 등장한지 꽤 되었다. 그런데 과연 피부가 얼마나 좋으냐가 그 사람의 인생을 결정할 수 있을까. 그렇지는 않다. **각 사람은 원래 타고난 피부가 있는 것이고 그게 좋을 수도 있고 형편없을 수도 있다.** 그걸 잘 관리하고 가꾸면서 자기 수준에서 건강한 피부를 가지면 되는 것이다. 피부로 승부수를 띄우라는 식의 호전적인 문구보다는 이런 문구 정도가 어떨까? 건강한 피부는 기본이다!

Music with dinner is an insult both to the cook and violinist. 식사를 하면서 음악을 듣는 것은 요리사와 바이올리니스트에 대한 모욕이다.
－ G. K. 체스터톤 (Gilbert Keith Chesterton, 영국작가, 1874~1936) －

여드름은 왜 생기나

여드름을 사춘기의 꽃이라고 대수롭지 않게 말하는 것은 사실 잔인한 일이다. **여드름 때문에 우울하게 살아가는 환자들이 꽤 많기 때문이다.** 여드름의 원인을 쉽게 설명하면 두 가지다. 첫째는 피지공장인 피지선에서 (과다하게) 분비되는 피지이고 둘째는 *Propionibacterium acnes* 라고 부르는 여드름세균이다. 둘은 함께 작용한다. 즉 여드름세균이 피지를 섭취한 뒤 염증유발물질을 내놓으면 이들이 모공을 막고 염증을 일으킨다. 모공이 막히면 초기여드름인 면포(comedo)가 생기고 모공도 넓어지게 된다.

The outsider sees the best (most) of the game. 구경꾼이 더 많이 본다. 당사자는 제대로 판단을 못하는 수가 많다.

– 속담 –

눈밑 애교살이 애교스럽게 보이려면

웃는 모습이 예쁜 사람들 중에는 아래눈꺼풀이 유난히 도톰한 분들이 있다. 그런가하면 거기에 살이 거의 없어 유약한 인상을 주는 분들도 있다. 서양에선 아래눈꺼풀이 홀쭉한 것을 선호하는 경향이 있지만 우리나라에선 연예인들의 영향 때문인지 도톰한 상태를 더 좋아하는 것 같다. **아래눈꺼풀이 도톰한 것은 사람을 건강하고 젊어보이게 만드는 것이 분명하고 '애교살'이라는 이름에서 보듯 밝고 귀여운 인상을 주기도 한다.** 애교살을 만드는 간편한 방법은 필러 주사다. 시간은 10분 정도 걸린다.

A politician divides mankind into two classes: tools and enemies. 정치인은 인류를 두 부류로 나눈다: 도구와 적으로.
— 프리드리히 니체 (Friedrich Nietzsche, 독일철학자, 1844~1900) —

필링을 자주 하면 피부가 너무 얇아지는 건 아닐까

피부를 자꾸 깎아내면 처음에는 괜찮다가 언젠가는 피부가 너무 얇아져서 문제가 되지 않을까 하는 생각을 할 수 있는데 그렇지 않다. 대패질을 계속하면 나무결은 고와져도 결과적으로 나무가 얇아지는 것과는 전혀 다른 것이다. **피부는 살아있는 조직이기 때문에 죽은 각질세포들을 박피로 깎아내면 밑에서 계속 새로운 표피조직들이 만들어져 올라온다.** 다이아몬드 필링과 같은 미세 박피술을 일정한 간격으로 반복시술하면 처음에는 얇고 부실했던 피부가 나중에는 건강하게 두꺼워진다는 사실이 입증되어 있다.

Do you see a man who speaks in haste? There is more hope for a fool than for him. 너도 말이 앞서는 사람을 보았겠지만, 그런 사람보다는 오히려 미련한 사람에게 더 바랄 것이 있다.

– 성경 (잠언 29:20) –

립스틱이 입술 주위로 자꾸 번지는 나이

입술을 그릴 때 깔끔하게 그려지지를 않고 입술 주위로 립스틱이 조금씩 번지는 것을 느끼는 나이가 있다. 입술 주위에 생긴 작은 수직주름들 때문이다. **화가들은 나이든 사람 얼굴을 스케치할 때 이 주름들을 꼭 잊지 않고 그린다.** 특히 윗입술주름이 문제가 된다. 원인으로는 자외선, 흡연, 선천적 요인, 자연노화 등이 있고 관악기주자나 휘파람을 즐겨 부는 사람에게서 자주 관찰되기도 한다. 보톡스로 간단하게 치료할 수 있고 주름이 깊으면 필러를 같이 주사한다. 보톡스와 필러는 즉시 일상생활이 가능해서 좋다.

Walls have ears. 벽에도 귀가 있다. 낮 말은 새가 듣고 밤 말은 쥐가 듣는다.

– 속담 –

검버섯이 생기는 젊은이들

젊은 대학생들의 얼굴피부를 자세히 보면 작은 검버섯들이 눈 주위로 많이 생겨있는 경우가 드물지 않다. 그래서 검버섯을 치료해야겠다고 말하면 다들 비슷한 반응을 보인다. **우선 눈이 커지면서 '예? 아니 제가 지금 몇 살인데…' 한다.** 그리고 이내 씩 웃으면서 '농담하시는 거죠?' 하는 친구들도 있다. 하지만 엄연한 사실이다. 젊은이들의 검버섯은 넓직한 모양의 노인성 검버섯보다 훨씬 작지만 엄연히 지루각화증이라고 부르는 같은 질환이다. 그리고 검버섯은 자외선 노출이 많은 사람들에서 더 자주 나타난다.

Once you say you're going to settle for second, that's what happens to you in life, I find. 당신이 자신은 2위로 만족한다고 일단 말하면, 당신의 인생은 그렇게 되기 마련이라는 것을 나는 깨달았다.

— 존 F. 케네디 (John F. Kennedy, 미국대통령, 1917~1963) —

겨드랑이 털을 병원에서 제모해보자

여자들은 겨드랑이 털이 바깥에 드러나는 것을 대단히 부끄러워하는 것이 보통이다. 특히 민소매 옷을 입거나 수영장에 갈 때는 신경이 보통 쓰이는 것이 아니다. 그래서 다른 곳은 면도해본 경험이 별로 없어도 겨드랑이 털은 신경 써서 면도하게 된다. **그리고 피부과 제모 환자의 절반 이상도 겨드랑이 제모 환자들이다.** 레이저 제모는 양쪽 겨드랑이를 합해서 5분 이내에 끝난다. 약간 뜨거운 느낌이 들 수도 있지만 충분히 참을만하고 예민하신 분들은 마취 연고를 바르고 하면 된다.

An eagle does not catch flies. 독수리는 파리를 잡지 않는다.

– 속담 –

문신의 역사 (2)

영화에서 조직폭력배들의 보스로 분장한 모 여자배우의 진한 문신이 큰 사회적 관심을 불러일으킨 적이 있다. 물론 진짜 문신은 아니고 헤나(Henna)였다. 오늘날 합리적인 서구문명의 유입으로 많은 나라들에서 '원시적인' 문신의 풍습은 거의 사라졌다. **하지만 순수한 미용적 목적에 의한 문신은 적지 않게 행해지고 있으며 에로틱하거나 반항적인 의미를 갖는 혐오스런 문신을 하는 사람들도 있다.** 요즘은 반영구 문신이라는 새로운 방법이 도입되어 병원에서 하는 의료시술로까지 격상되었으니 세월이 많이 바뀌었다.

As a rule, what is out of sight disturbs men's mind's more seriously than what they see. 대체로 눈에 보이지 않는 것이 눈에 보이는 것보다도 사람의 마음을 더 심각하고 불안케 한다.

– 속담 –

레이저 제모를 받기 전후의 주의사항

큰맘 먹고 피부과에 제모하러 갈 때 주의사항을 알고 가면 좋다. 우선, 미리 면도를 하고 가면 시간을 절약할 수 있는데 3~5mm 정도 살짝 남겨놓는 것이 요령이다. **털을 뽑고 오면 레이저의 효과가 떨어지니 최소한 2~3주 전까지는 족집게나 왁싱하는 것을 중지하고 시술 전에 선탠하는 것도 절대금물이다.** 제모 후에는 피부가 좀 건조해지는 경향이 있으므로 바디로션이나 보습제를 발라두는 것이 좋다. 팔다리 같은 노출 부위를 제모했다면 최소한 며칠은 긴 옷을 입고 다니는 것이 안전하다.

He who does all, never does well. 많은 것에 능한 사람은 다 잘 못한다.

– 속담 –

털이라고 다 똑같은 게 아니다

성인에게는 크게 두 종류의 털이 있다. 하나는 아주 가늘고 짧은 연모(vellus hair)이고 다른 하나는 두껍고 긴 성모(terminal hair)이다. 그 밖에도 태어날 때 잠깐 존재하는 취모(lanugo hair)나 연모와 성모의 중간 크기인 중간모(indeterminate hair)라는 것도 있다. **우리 몸은 손바닥과 발바닥을 제외하고는 대부분 연모로 싸여있으며 그 수는 500만 개에 달한다고 한다.** 대표적인 성모인 머리카락은 두피에 약 10만 개 존재한다고 알려져 있다. 그런데 도대체 우리 몸의 털구멍 수를 누가 다 세었는지 참 궁금하다.

Do in Rome as the Romans do. 로마에서는 로마사람이 하는 대로 하라.

– 속담 –

10 / 06

흉터 없는 사람이 별로 없다

영화에서 터프가이로 나오는 남자배우들의 뺨에는 대개 한두 개의 칼 자국 흉터가 있게 마련이다. **그런데 평범한 사람들도 얼굴에 다양한 흉터가 있다.** 수두 자국으로 여기 저기 둥글게 파여 있는 분들이 많고 손톱 자국이 심하게 남아있는 분들도 있다. 점 뺀 자리가 흉터가 되기도 하고 귀 뚫은 부위에 왕방울만한 켈로이드 흉터가 생기기도 한다. 무엇보다 홍수가 휩쓸고 지나간 자리처럼 여드름이 아물고 지나간 자리에 깊숙이 파인 여드름 흉터들은 우리들 마음을 슬프게 한다. 피부과에 가보면 뭔가 좋은 이야기를 들을 수 있을 것이다.

He who does not hope to win has already lost. 승리를 바라지 않는다면 이미 패배한 것이다.

— 호세 올메도 (Jose Joaquin Olmedo, 에콰도르 정치인, 1780~1847) —

고주파 레이저를 경험해보자

나이가 들면서 피부탄력이 많이 떨어졌다. 비싼 화장품을 써도 별로 개선되지 않는다. 턱선이 처지고 목주름이 짙어지고 가슴도 탄력이 없다. 모공이 넓고 여드름도 나지만 약은 쓰고 싶지 않다. 잔주름들이 입가나 볼 쪽에 많다. **딱히 큰 불만은 없지만 피부가 계속 나이드는 것이 싫고 뭔가 피부에 좋은 걸 해주고 싶다.** 이런 분들은 고주파 레이저(RF)를 받아보자. 폴라리스나 써마지 같은 장비가 유명하다. 피부관리실의 '고주파' 장비는 너무 약해서 치료용으로는 부족하다. 그건 '관리용' 장비다. 피부과에 꼭 한 번 가 보도록 하자.

The beaten road is the safest. 밟아 다져진 길이 가장 안전하다. 한 번 가본 길이 제일 안전하다.

– 속담 –

주근깨는 귀엽기는 한데

주근깨가 잔뜩 낀 얼굴은 귀엽게 느낄 수도 있지만 본인은 깨순이라는 말이 싫은 경우가 많다. **주근깨는 10대와 20대의 색소성질환 가운데 가장 흔한 것이며 동시에 가장 치료가 쉽다고 말할 수 있다.** 주근깨는 기미처럼 여름에 심해지고 겨울에 좋아지는데 기미처럼 얼룩 형태는 아니고 대개 5mm 이하의 작은 갈색 반점들로 이루어진다. 상염색체 우성으로 유전되며 백인에게서 심한 경우가 많고 할리우드 미녀스타의 얼굴과 팔, 어깨, 등에 무수히 많은 주근깨가 있는 것을 흔히 볼 수 있다.

The cowl does not make the monk. 장삼 입었다고 중 되는 건 아니다.

– 속담 –

선천적인 축복과 후천적인 노력

03 / 27

피부가 좋은 사람들은 원래 좋았을 가능성이 있고 후천적으로 노력해서 좋아졌을 가능성이 있다. 사람들은 흔히 선천적으로 좋은 피부를 타고난 사람들을 부러워한다. **그런데 오랫동안 피부과 진료를 하며 느끼는 바는 후천적인 노력이 선천적인 축복만큼이나 중요하다는 것이다.** 피부가 좋다는 말을 어릴 때부터 듣고 살아온 분들은 자외선 차단이나 피부관리에 대해 무지한 경향이 있다. 그러다가 감당이 안 될 정도로 기미나 모공이 심해져서 얼굴이 '엉망이 된 상태' 에서 피부과를 방문한다.

Doing what's right isn't the problem. It's knowing what's right. 일을 올바르게 처리하는 것은 어렵지 않다. 문제는 무엇이 올바른 가를 아는 것이다.
— 린든 B. 존슨 (Lyndon B. Johnson, 미국대통령, 1908~1973) —

모공은 어떻게 좁히나

모공 치료는 길고 지루한 전쟁 같다. **모공은 넓어지는 것은 잠깐이지만 좁히는 데는 시간이 많이 걸린다.** 화재는 순식간에 일어나도 복구에 시간이 많이 걸리는 것과 비슷하다. 다이아몬드 필링과 같은 가벼운 치료를 1주에 한번씩 5~10회 받는 것도 좋고, 크로스(또는 도트 필링) 등의 화학 박피와 폴라리스 등의 고주파계열도 상당히 좋다. 최근 소개된 셀라스, 프락셀 등의 프랙셔날 레이저는 가장 진보된 치료법으로 평가받고 있으며 모공과 여드름 흉터를 함께 치료해준다. 생활에 지장도 거의 없다.

The silent dog is the first to bite. 가만있는 개가 먼저 문다. 필요이상으로 침묵을 지키는 자는 경계하라.

– 속담 –

눈 밑 다크서클 때문에 슬퍼하지만 말고

눈 밑이 거뭇거뭇해지면 어떻게든 가려보려고 컨실러나 메이크업베이스를 바르는데 잘 안 되는 경우가 많다. **다크서클이 단순히 색깔 문제가 아니라 눈 밑 피부가 꺼지면서 그림자가 지는 경우가 많기 때문이다. 꺼진 부위를 소위 눈물 도랑이라고 부르는데 여기에 뭔가를 채워서 편평하게 만들지 않으면 그림자가 계속 어둡게 깔린다.** 여기엔 지방을 넣기도 하고 필러를 넣기도 하는데 후자가 보다 더 간편하고 모양도 섬세하게 만들어줄 수 있다. 시술에는 10분 정도 걸리고 효과는 1년 정도 유지된다.

Come empty, return empty. 빈손으로 왔다가 빈손으로 간다. 공수래 공수거.

– 속담 –

10 / 03

여드름이 한두 개만 생겨도 피부과에 가야 하나

여드름이 많이 생기면 당연히 피부과로 직행하면 된다. 문제는 여드름이 한두 개 있을 경우다. 여드름이 자국 없이 잘 아무는 체질이라면, 먼저 따뜻한 스팀타월로 덮어 각질을 충분히 부풀리고 면봉 두개로 여드름을 중심으로 양 옆에서 피부에 대해 수직으로 누른다. 손가락이나 손톱은 절대 금물이다. **하지만 만약 흉터가 잘 생기는 체질이라면 여드름이 몇 개밖에 없더라도 아무 생각 말고 피부과에 가자.** 집에서 불결하고 부정확하고 불충분하게 짜는 것은 오랫동안 마음고생할 일을 만드는 것이다.

A barking dog never bites. 짖는 개는 결코 물지 않는다.

– 속담 –

혜성처럼 등장한 비비크림

이제는 비비크림이 뭔지 굳이 설명할 필요가 없어졌다. 그만큼 유명해졌다. 원래는 피부과에서 박피나 레이저 후에 피부를 진정시키고 치료 자국을 감추기 위해 사용하던 제품이었는데 효과가 뛰어나서 지금은 많은 화장품회사에서 만들고 있다. **요즘은 의미가 좀 변해서 맨얼굴, 즉 소위 '생얼'로 다닐 수 있게 해주는 가벼운 파운데이션 제품의 의미로 사용되고 있기도 하다.** 기초화장 후 비비크림만 바르거나 그 위에 파우더로 살짝 마무리해주면 된다. 요즘은 비비크림 모르면 간첩이다.

The highest result of education is tolerance. 교육의 최고의 성과는 관용이다.

– 속담 –

검버섯이 생겼다는 말에 우울해하는 환자들

오랜만에 누구를 만났는데 얼굴에 검버섯이 잔뜩 있으면 갑자기 왜 이렇게 늙으셨나 하는 생각이 들고 서글퍼진다. 여드름이 사춘기의 꽃인 것처럼 검버섯은 노년기의 꽃이다. 그래서 저승꽃이라고들 부르고 검버섯이 '피었다' 고도 한다. 검버섯이 생기면 이제 저 세상으로 갈 때가 되었다는 의미일 것이다. **그냥 잡티나 빼러 오신 분에게 검버섯이 많다고 말씀드리면 환자분의 맥이 풀리시는 것을 느낄 때가 많다.** 하지만 피부과에 자주 들르면 저승 가는 날짜가 늦춰질 수도 있으니 너무 걱정 말자.

Children and dogs are as necessary to the welfare of this country as Wall Street and the railroads. 아이들과 개들도 이 나라의 복지를 위해 월스트리트나 철도만큼 필요하다.

– 해리 트루만 (Harry S. Truman, 미국대통령, 1884~1972) –

피부과 의사들이 효자손을 질색하는 이유

지금도 그런 게 있지만 옛날에는 소풍갔다올 때 할머니 선물로 효자손만한 게 없었다. 나이가 들면 온몸이 가려워지는데 등은 누가 긁어주지 않으면 시원하게 긁을 수가 없다. 그러니 등 긁어주는 나무막대기가 효자소리를 들었던 것이다. **그런데 자꾸 긁다보면 피부가 두꺼워지면서 더 가려워지고 그러면 더 강한 힘으로 피가 날 때까지 긁어야하는 악순환에 들어가기 쉽다.** 이런 질환을 만성단순태선이라고 부르고 결국은 피부과에 가지 않으면 해결되지 않는다. 긁어도 적당히 긁지 않으면 불효자손이 된다.

Courage is resistance to fear, mastery of fear, not absence of fear. 용기는 두려움을 느끼지 않는 것이 아니라 두려움에 대한 저항이며 극복이다.

– 마크 트웨인 (Mark Twain, 미국소설가, 1835~1910) –

불법 성형시술을 받는 이유 (2)

불법 성형시술을 받는 또 하나의 이유는 시술자가 오랫동안 그 일에 '종사' 하다 보니 실력이 좋지 않을까 하는 생각 때문이다. **하지만 아마추어가 아무리 실력을 갈고 닦아도 제대로 배운 피아니스트보다 더 잘 할 리는 없다.** 더구나 이들은 해부학, 조직학, 약리학, 병리학 등에 대한 전문지식이 거의 없어 무리한 시술을 할 가능성이 많고 따라서 잘 되어야 본전이다. 병원직원이 몰래 보톡스 주사를 가지고나와 시술하다 걸린 기사도 가끔 읽는데 그들 역시 제대로 공부한 전문가가 아닌 것은 매한가지다.

The real dread of men is not the devil, but old age. 인간이 정말로 두려워하는 것은 결코 악마 따위가 아니다. 그것은 바로 늙은이가 된다는 것이다.

– 속담 –

히포크라테스 선서

그리스의 히포크라테스는 의사나 질병보다 환자를 우선순위에 둔 인술을 펼친 의사다. 오늘날 의사들의 윤리장전이라 할 히포크라테스 선서는 사실 원문을 현대적으로 수정한 제네바 선서다. 그런데 제네바 선서에서 빠진 원문에 보면 제1조에 의술의 신 아폴로를 비롯한 모든 남신과 여신의 이름으로 선서한다는 부분이 나온다. **다시 말해 이 선서는 그냥 말이 아니라 모든 신들 앞에서 엄숙히 준행할 약속이라는 뜻이다.** 현대의사들도 환자에 대한 의사의 윤리를 이처럼 높은 수준으로 지켜야 할 것이다.

I only regret that I have but one life to lose for my country. 내 조국을 위해 바칠 목숨이 하나밖에 없는 것이 유감이다.

— 네이단 헤일 (Nathan Hale, 미국독립군, 1755~1776) —

조그만 티눈 하나가 사람을 괴롭게 한다

많이 걷는 분이나 운동선수의 발바닥에 티눈 몇 개 발견하는 것은 아주 흔한 일이다. 그게 뭐 그리 대단하겠냐 하시는 분들이 있지만 본인은 무척 괴롭다. **신발에 들어간 모래 하나 때문에 걸을 때 괴로웠던 기억이 있다면 그걸 상기하면 된다.** 신발이 거기를 누를 때마다 무척 아프다. 작은 티눈은 티눈고나 국소도포제를 이용해서 녹여내면 되고 면도칼로 조심해서 떼어낼 수도 있다. 티눈이 너무 크거나 자꾸 재발하면 피부과에서 티눈의 핵 부위를 레이저나 가벼운 수술적 요법으로 제거해내면 된다.

Nothing is easier than finding fault. 남의 흉보는 일보다 쉬운 일은 없다.

— 속담 —

화장법은 다양해도 자외선 차단제는 생략 불가능

사람들을 보면 핸드폰 가지고 다니는 모양이 참 다양하다는 것을 깨닫는다. 케이스에 넣어서 허리에 차거나 와이셔츠 주머니에 넣고 다니기도 하고 젊은 사람들은 뒷주머니에 꽂거나 목걸이처럼 목에 걸고 다닌다. 택배 배달하시는 분들은 어깨에 메고 다닌다. 그리고 보면 화장하고 다니는 모습들도 참 개성 있다. 용기 있는 맨얼굴로부터 분장 수준으로 하고 다니시는 분까지 다양하다. 그런데 **어떤 패턴으로 화장하건 자외선 차단제는 반드시 기본이다.** 다른 건 다 생략해도 자외선 차단제는 꼭 바르도록 하자.

The dog rages at the stone, not at him who throws it. 개는 날아온 돌한테 화내고, 던진 사람한테는 화낼 줄 모른다.

– 속담 –

칼 면도기 vs 전기면도기

칼 면도만 고집하는 분들이 있다. 영화나 CF에 칼로 면도하는 장면이 많아서 멋있게 느껴지기도 하고 또 칼로 면도해야 말끔하게 면도된다고 믿기 때문이다. 하지만 칼 면도는 피부에 상처도 잘 생기고 소독과 세척을 잘 안 해놓으면 세균 감염 우려도 높다. **쉐이빙폼을 잔뜩 쓰지 않고 대충 비눗물로 적시거나 심지어 맨얼굴로 칼 면도하는 분들이 있다면 차라리 좋은 전기면도기를 하나 구해서 면도해보기를 적극 추천한다.** 요즘은 전기면도기가 많이 좋아졌다. 습식 전기면도기는 피부보습효과도 뛰어나다.

Easy come, easy go. 쉽게 얻은 것은 쉽게 없어진다.

– 속담 –

웃을 때 잇몸이 보인다면

웃을 때 손으로 입을 가리거나 고개를 옆으로 돌리는 분들이 있다. 웃을 때 잇몸이 크게 드러나 세련되어 보이지 않기 때문이다. 대개 남들처럼 활짝 웃으며 사는 것이 소원이다. 잇몸노출증은 보톡스 전문병원에서 보톡스를 두 대 맞는 것으로 대개 해결된다. 그것만으로 4개월 이상 밝게 웃으며 살 수 있다. **사회생활을 많이 하시는 필자의 환자 한 분은 평생 잇몸노출증으로 고생하시다가 처음으로 활짝 웃고 사신다면서 너무 행복해하신다.** 모든 보톡스 시술을 통틀어 가장 간편하고 훌륭한 시술의 하나이다.

Business? It's quite simple. It's other people's money. 사업? 그건 아주 간단하다. 다른 사람들의 돈이다.

— 알렉산드르 뒤마 (Alexandre Dumas, 프랑스작가, 1802~1870) —

여드름 우울증

상담을 하다보면 여드름 때문에 우울증에 빠진 환자들을 만난다. 감수성이 예민한 사춘기 학생들이 주로 그렇다. 마음고생만 하다가 큰 맘 먹고 피부과를 찾아온 친구들에게 필자는 이런 말을 해준다. **100m 달리기를 남들보다 한 50m 쯤 뒤에서 출발한다고 생각해라.** 옆에 사람 쳐다보지 마라. 너도 언젠가는 결승점에 도착한다. 시간은 좀 걸리겠지만 결코 포기하지 마라. 그리고 손으로 자꾸 여드름을 짜거나 건드리지 마라. 여드름 치료는 별로 어렵지 않지만 한번 생긴 흉터는 치료에 시간이 많이 걸리니까….

Genius without education is like silver in the mine. 교육받지 않은 천재성이란 광산에 묻힌 은 덩어리와 같다.

– 벤자민 프랭클린 (Benjamin Franklin, 미국정치가, 1706~1790) –

임산부가 여드름이 생기면

04 / 03

여드름이나 뾰루지로 고생하는 임산부들이 적지 않다. 손으로 여드름을 짜는 것은 임신 스트레스를 푸는 목적이 아니라면 가급적 자제하는 것이 좋다. 병원에서 안전하게 짜는 것이 좋고 가벼운 피부 스케일링도 임신 시에 안전하고 효과적이다. 임산부는 함부로 항생제나 레티노이드를 먹거나 바를 수가 없으므로 피부과 의사와 상담 후 의학적으로 안전하고 효과적인 기능성 화장품들을 사용할 것을 권장한다. **그리고 스트레스를 피하고 숙면을 취하며 깨끗한 클렌징에 신경을 쓰는 것이 대단히 중요하다.**

You cannot qualify war in harsher terms than I will. War is cruelty, and you cannot refine it. 여러분이 전쟁을 나보다 더 7·혹한 말로 규정지을 수는 없습니다. 전쟁은 잔학행위이며 세련된 말로 표현할 수도 없습니다.

– 윌리엄 셔먼 (William Sherman, 미국남북전쟁 당시 북군지휘관, 1820~1891) –

돌아오지 않는 것 세 가지

돌아오지 않는 것이 세 가지가 있다고 한다. 화살, 말 그리고 기회다. 그렇다. 기회는 지나가면 그뿐이고 나중에 다른 기회가 오더라도 처음보다 못할 가능성이 있다. 주름 치료하러 오시는 분들을 보면 그런 생각이 자주 든다. 오랫동안 레이저와 보톡스를 시술받던 분이 어느 날 친언니라며 데려오는 경우가 있는데 실제 나이는 3~4년 위지만 보기에는 10년 이상 차이가 나는 것 같다. 언니는 피부과를 처음 와보는 경우가 많다. **한 살이라도 젊을 때 치료를 받으면 그만큼 젊게 살 수 있다는 교훈을 얻는다.**

Rather an egg today than a hen tomorrow. 내일의 암탉보다 오늘의 달걀이 낫다.

– 속담 –

04 / 04

민간요법의 함정

피부미용에 관한 다양한 민간요법들이 유행이다. 예를 들어 소주나 청주에 레몬을 섞어 바르면 피부가 좋아진다는 말이 있다. 물론 술의 알코올 성분과 레몬의 과일산, 비타민 C 성분 같은 것이 필링, 살균, 노화방지 등의 효과를 보일 수는 있다. 하지만 이런 효과는 너무 약하고 강도를 조절하기도 어렵다. **더구나 술에 첨가된 여러 화학성분들이 피부에 그대로 발라진다면 자극도 자극이려니와 결코 피부에 좋을 리 없다.** 병원에서 제대로 된 안전한 피부 스케일링이나 필링 등을 상담 받도록 해보자.

Do not put all your eggs in one basket. 위험은 분산하라. 한 가지에 전부를 걸지 마라.

– 속담 –

인터넷 의료상담의 빛과 그림자

인터넷에선 많은 문제에 대한 답을 아주 쉽게 얻을 수 있다. 책을 펼칠 필요도, 교수님을 귀찮게 할 필요도, 그리고 병원에 갈 필요도 별로 없다. 그런데 인터넷 의료상담이라는 게 사실 별 내용이 없다. **게다가 피부과 의사가 직접 피부를 보고도 오진할 가능성이 없지 않은데 글로 써놓은 것만 가지고는 장님 코끼리 만지는 꼴이다.** 지식검색에 보면 피부과 의사보다 훨씬 '확실한' 얘기를 해주는 글들도 있다. 하지만 명심하자. 피부과 의사가 잘 몰라서 그런 답글을 못 쓰는 게 아니다. 오진의 위험성 때문에 항상 조심스럽다.

Art is either plagiarism or revolution. 미술은 표절 아니면 혁명이다.
— 폴 고갱 (Paul Gauguin, 프랑스화가, 1848~1903) —

스트레스는 피부의 적

April

04 / 05

심한 스트레스는 위장병도 일으키고 정신질환도 일으키지만 각종 피부병도 일으킨다. **스트레스를 받으면 확실히 피부가 나빠진다.** 시험기간이나 직장에서 며칠간 밤 새워 작업을 하고 나면 피부가 푸석푸석해지고 여드름이나 지루성피부염이 심해진 기억이 있을 것이다. 스트레스가 많으면 손이나 발바닥에 작은 물집 같은 것이 생기면서 가려워지고 각질도 벗겨져서 무좀 비슷하게 된다. 이건 한포진이라고 한다. 머리가 국소적으로 또는 전체적으로 다 빠지기도 한다. 스트레스는 피부의 적이 분명하다.

Television has proved that people will look at anything rather than each other.
TV는 사람들이 서로 얼굴을 마주보느니 기꺼이 다른 것을 보려 한다는 것을 입증했다.
– 앤 랜더스 (Ann Landers, 미국칼럼니스트, 1918~2002) –

줄기세포가 피부노화 치료에 서광을 비추다

줄기세포라는 말은 전문 의학용어지만 매스컴에 하도 많이 나와 이제는 상당히 익숙해졌다. 줄기세포는 어떤 세포로도 분화할 수 있는 미분화세포다. 뭐든지 만들 수 있는 찰흙과 비슷하다. 이걸 피부에 주사하면 피부구성물질인 콜라겐을 만드는 세포(섬유아세포)로 분화하여 주름이 펴지고 피부가 팽팽해질 수 있다. 콜라겐(필러 주사)이나 그 전단계인 섬유아세포를 주사기로 넣는 방법도 있지만 그것보다도 전단계인 줄기세포를 주사기로 넣어주는 치료법이 조만간 일반화될 것 같다.

Life is either a daring adventure or nothing. 삶은 대담한 모험이 아니라면 아무 것도 아니다.

– 헬렌 켈러 (Helen Keller, 미국사회사업가, 1880~1968) –

필러 주사가 좋은 이유

보톡스는 20세기 후반에 등장해 성형시술의 황태자로 군림하고 있지만, 100년 이상의 역사를 가진 필러가 최근 들어 큰 주목을 받는 이유는 무엇일까. 첫째, 보톡스가 큰 효과를 내기 어려운 깊은 주름들은 필러 같은 강력한 해결책이 필요하다. 둘째, 노화나 성형수술로 인해 얼굴 살이 빠지면 볼품이 없어 보이는데 필러는 얼굴에 볼륨을 주는 가장 쉽고 빠른 방법이다. 셋째, 더 안전하고 더 오래 가는 필러가 계속 개발되고 있다. 넷째, 본격적인 성형수술을 받기 전에 필러로 미리 그 효과를 맛볼 수 있다.

Education has produced a vast population able to read but unable to distinguish what is worth reading. 교육은 수많은 사람들에게 글씨는 가르치면서 읽을 가치가 있는 것을 가리는 능력은 길러주지 못했다.

– 조지 매컬리 트리블리안 (George Macauley Trevelyan, 영국역사가, 1876~1962) –

미인피부과 www.meinclinic.com

목사님이나 스님도

어느 월요일에 연로하신 목사님께서 검버섯을 잔뜩 빼러 오셨다. 딱지가 5~7일 지나야 떨어지니 일요일에 설교를 하시려면 월요일에 치료받으셔야 한다는 걸 알고 계셨다. 또 하루는 장삼을 입은 나이 드신 스님께서 기미, 잡티를 치료하러 오셨다. 피부가 너무 안 좋아 사람들 앞에서 활동하기에 부담이 된다고 하셨다. **많은 사람 앞에 서시는 분들은 피부가 어느 정도 이상은 좋을 필요가 있다.** 검버섯이나 주름, 기미, 잡티가 많으면 쓸데없이 나이가 많이 들어 보이고 고생을 많이 했다는 인상만 주기 쉽다.

Above all else, guard your heart, for it is the wellspring of life. 그 무엇보다도 너는 네 마음을 지켜라. 그 마음이 바로 생명의 근원이기 때문이다.

— 성경 (잠언 4:23) —

스테로이드 연고는 양날의 칼을 가지고 있다

많은 사람들이 스테로이드 연고를 바르면서 가려웠던 피부병이 빠른 속도로 진정되는 것을 보고 신기해한다. 스테로이드는 피부과 의사의 강력한 무기이다. 하지만 그 위력은 적당한 강도의 것을 적당한 기간 동안 사용했을 때뿐이다. 효과가 좋은 대신 부작용도 무시할 수 없다. 무슨 보약이라도 되는 것처럼 오랫동안 얼굴에 발라서 피부가 백짓장처럼 얇아지고 혈관들이 두꺼워지고 여드름이 끊이지 않고 생기는 경우를 흔히 본다. 연고는 피부과 의사의 지도하에서만 사용하고 문제가 해결되면 그냥 버리는 편이 안전하다.

The unleashed power of the atom has changed everything save our modes of thinking, and we thus drift toward unparalleled catastrophes. 고삐 풀린 원자의 힘은 우리의 사고방식을 제외한 모든 것을 바꿔놓았고 우리는 미증유의 재난을 향해 표류 중이다.

– 알베르트 아인슈타인 (Albert Einstein, 유대인물리학자, 1879~1955) –

미인피부과 www.meinclinic.com

09 / 23

우거지는 김장 담글 때나 쓰는 말이다

세상에 기쁜 일만 일어난다면 얼마나 좋을까마는 인생은 기쁨과 슬픔의 마지막 그릇까지 다 해치워야 끝나는 식사와 같다. 그런데 항상 우거지상으로 사는 사람들이 있다. 자기가 얼마나 우울해 보이는지도 잘 모른다. 우거지는 김장이나 젓갈의 맨 위에 덮여있는 품질이 낮은 부분인데 '위에 있는 것을 걷어낸다' 는 뜻인 '웃걷이' 에서 온 말이다. 그 우거지를 햇볕에 말리면 잔뜩 찌푸린 얼굴을 닮았다고 하여 우거지상이라는 말이 나왔다. 우거지상으로 살지 말자. 인생에 환하게 웃을 일도 참 많지 않은가.

In the end, everything is a gag. 결국 모든 것은 개그다.
- 찰리 채플린 (Charlie Chaplin, 미국개그맨, 1889~1977) -

웃는 모습이 아름다운 사람

April

04 / 08

필자 병원의 실장은 항상 방실 방실 잘 웃는다. 성이 방 씨여서 부르는 호칭도 방실장이다. 옛날에 '웃으면 복이 와요' 라는 코미디프로가 있었는데 그 말 그대로다. 잘 웃는 사람은 본인도 잘되고 다른 사람들에게도 기쁨을 준다. 웃음이 면역력을 강화시킨다는 연구결과도 나와 있다. 웃으면 건강해진다. 피부도 혈액순환이 좋아지면서 탄력이 증가할 것으로 생각된다. 그런데 여섯 살짜리 아이들은 하루에 300번 웃지만 성인은 17번 웃는다고 한다. 안 웃으면 복이 안 온다. 웃음은 최고의 명약이다.

A little pot is soon hot. 조그만 냄비는 금방 뜨거워진다.

– 속담 –

여자와 거울 (1)

아무리 허접한 핸드백에라도 거울은 꼭 들어있기 마련이다. 제대로 된 손거울이건 콤팩트에 붙어있는 거울이건 거의 빠지지 않는다. 백설공주에 나오는 마녀도 매일 거울 보는 게 일이었다. 여자는 왜 거울을 볼까. 여러 이유가 있겠지만 거울은 자기에 대한 진실을 말해주는 유일한 친구이기 때문이 아닐까 한다. 추하면 추한대로, 아름다우면 아름다운대로 그대로를 보여준다. 게다가 옷과 화장품으로 변화되는 자신의 모습을 아무 편견이나 사심 없이 정확하게 비춰주고 평가해주니 정말 최고의 친구가 아닌가.

Society in every state is a blessing, but government in its best state, is but a necessary evil; in its worst state, an intolerable one. 사회는 어떤 상태에 있건 축복이다. 그러나 정부란 최상의 태도로도 필요악일 뿐이며 최악의 상태에서는 참을 수 없는 악이다.

− 토머스 페인 (Thomas Paine, 미국작가, 1737~1809) −

사춘기 여드름은 치료가 필요한가

사춘기가 시작된 어린 학생 이마에 몽글궁글한 여드름이 있으면 귀엽게만 바라보는 분들이 있다. 사춘기에는 피부구조가 아직 성숙하지 않은 상태에서 남성호르몬 분비가 왕성해져 이전보다 피지분비량이 갑자기 늘어나 여드름이 호발한다. 어른들은 자기들은 그런 거 치료 안 해도 나중에 다 좋아졌다는 말을 하곤 한다. 하지만 그런 분들의 얼굴을 보면 므공도 넓고 여드름 흉터도 많은 경우가 흔하다. 어린 학생들이 피부에만 빠져있는 것도 바람직하지 않지만 피부 문제를 너무 등한시하는 것도 안 좋다.

We're more popular than Jesus now. I don't know which will go first – rock 'n' roll or Christianity. 지금 우리는 예수보다드 더 인기가 있다. 로큰롤이 더 먼저인지 기독교가 더 먼저인지 알 수 없을 정도다.

– 존 레논 (John Lennon, 영국가수, 1940~1980) –

여드름과 일광각화증에 대한 새로운 치료법 PDT

여드름이 심하지만 약도 먹기 싫고 짜기도 싫다는 분들이 있다. 이전에는 이런 경우에 별 대책이 없었지만 지금은 PDT(광역동요법)로 치료해서 좋은 결과를 보고 있다. PDT는 치료대상에 광과민제를 흡수시킨 뒤 특정 파장의 빛을 쬐어 광과민제를 활성화시켜 치료하는 것이다. 폐암이나 식도암에도 쓰이지만 피부과에서 유용하다. 일광각화증과 같은 암전구증에 특히 효과적이며 여드름 치료 효과도 상당히 좋은 것 같다. 광과민제는 종류에 따라 30분~3시간 발라놓은 뒤 치료하며 치료 후 햇볕을 피해야 한다.

All passions exaggerate; and they are passions only because they do exaggerate. 모든 열정은 허풍을 떨게 된다; 그리고 허풍을 떨어야만 그들은 열정인 것이다.

– 니콜라 드 샹포르 (Nicolas de Chamfort, 프랑스극작가, 1741~1794) –

가볍지만 강력한 호박 필링

호박(pumpkin)은 산모의 부종과 노폐물 제거, 영양소 공급 그리고 여성들의 피부미용을 위해 오랫동안 사용되어왔다. cucurbitin, 리놀렌산, 세라마이드, 피토에스트로겐 전구물질, 플라보노이드 성분 등이 함유되어 항부종, 항산화, 항알러지효과가 있고 발효시키면 AHA, BHA 성분들이 농축되어 훌륭한 필링제가 된다. **다른 필링과는 달리 피부가 별로 건조해지지 않고 보습효과가 있어 좋다.** 피부색이 밝아지고 고와지며 모공도 줄어든다. 요즘 예비신부들과 젊은 여성 환자들에게 가장 반응이 좋은 필링 중의 하나다.

The honest poor can sometimes forget poverty. The honest rich can never forget it. 정직한 가난뱅이는 가난을 잊을 수 있지만, 정직한 부자는 가난을 결코 잊지 못한다.

– 속담 –

미인피부과 www.meinclinic.com

귀 뚫은 죄

피부과에 젊은 여성이 귀를 만지면서 들어오면 십중팔구 귀 뚫은 부위에 염증이 생겼거나 켈로이드 같은 딱딱한 흉터가 생겨서이다. 귀 뚫은 죄다. 그런데 예전에는 피어싱은 귀에만 하는 줄 알았는데 요즘은 코, 배꼽, 입술 심지어는 혀나 유두에도 한다. **미국은 피어싱 인구가 13% 정도이고 뉴욕 거주 대학생들의 경우 남자가 42%, 여자가 60%에서 피어싱을 했다는 보고가 있다.** 피어싱은 득보다 실이 많을 수 있다. 한 여성이 가벼운 교통사고를 당하고도 배꼽 피어싱이 장기를 깊숙이 찔러 사망한 예도 있었다.

A man excite the world, but a woman excite the man. 남자는 세계를 움직이고 여자는 남자를 움직인다.

– 속담 –

04 / 11

손바닥 다한증을 그냥 두고만 볼 것인가

손바닥 다한증이 심하면 군대도 면제다. 총 쏠 때 손가락이 땀 때문에 미끄러진다면 곤란할 것이다. 악수할 때도 당황하게 된다. 손바닥의 땀은 상대방에게 긴장하고 있다는 암시를 주고 산뜻한 인상을 주지 못한다. 손을 자주 닦아야 하는 것도 힘든 일이다. 항상 손수건이나 화장지를 가지고 다녀야 한다. 종이를 이용한 작업이나 손에 땀이 있으면 안 되는 일을 할 때도 불편하다. 기구나 옷감의 화학물질들이 땀에 녹아나와 접촉피부염을 잘 일으키는 경향도 있다. 보톡스나 신경절제수술 중 하나를 고려해보자.

Since a politician never believes what he says, he is surprised when others believe him. 정치가는 자신이 한 말을 믿지 않기 때문에 다른 사람들이 자신을 믿으면 놀란다.

— 샤를 드골 (Charles de Gaulle, 프랑스정치가, 1890~1970) —

미인피부과 www.meinclinic.com

피부에 손가락으로 글씨를 쓸 수 있다

손가락 끝으로 피부에 선을 죽죽 그으면 긋는 대로 솟아 올라오는 사람들이 있다. 긁은 부분은 몹시 가려워지고 붉어지는 것이 보통이다. 피부에 글씨도 쓸 수 있어서 피부묘기증(dermographism)이라고 부르고 이 증상을 특징으로 하는 만성두드러기는 피부묘기성 두드러기라고 부른다. **보는 사람은 재미있지만 본인은 항상 가렵고 괴롭다.** 한 번 생기면 대개 몇 년 간다. 따라서 피부과에서 장복해도 괜찮은 항히스타민제를 적절히 처방받아 오랫동안 꾸준히 복용하는 것이 필요하다.

Eye for eye, tooth for tooth. 눈에는 눈, 이에는 이.

– 속담 –

04 / 12

타임紙가 선정한 10대 건강식품 _ 마늘

마늘은 일해백리(一害百利)라고 해서 독한 냄새 말고는 몸에 이로운 것뿐이라는 극찬을 듣는다. 주성분인 알리신은 혈중 콜레스테롤을 분해해 고혈압, 심장병, 뇌졸중 등을 예방한다. 소위 '피를 맑게 해주는' 효과다. 항암효과도 탁월해 매일 마늘을 먹으면 위암 발생율이 절반으로 줄어든다는 보고가 있고 강장과 항균작용도 강하다. 셀레늄 성분도 강력한 항산화제로 노화방지에 효과적이다. 요즘은 마늘로 화장수나 팩을 만들어 피부에 사용하는 분들도 많이 늘고 있다. 단, 피부자극을 느끼면 중단하는 것이 좋다.

At no point in my life have I ever felt as though I were an American. 내 생애에 나는 한 번도 미국인처럼 느껴보지 못했다.
— 토니 모리슨 (Toni Morrison, 미국소설가, 1931~) —

악성 무좀은 어떻게 치료하나

악성 무좀으로 고생한다는 사람들이 있다. 별의별 치료를 다 해봤는데 안 된다고 한다. 대개 두 경우다. 하나는 제대로 치료해본 적이 사실상 없고 연고만 열심히 발랐거나 식초에도 발을 담가본 분들이다. 무좀은 피부과에서 잘 치료되는 질환이니 꼭 피부과에 가보자. **둘째는 피부과에서 정말 제대로 치료했는데 나중에 재발하는 경우다.** 무좀곰팡이에 대한 면역력이 남들보다 약하다고 보면 된다. 감기에 잘 걸려도 역시 해결책은 감기약 복용인 것처럼 다시 (다른 종류의) 항진균제를 복용하는 것이 필요하다.

Keep your face to the sunshine and you cannot see the shadows. 얼굴을 태양으로 향하게 하라. 어둠은 더 이상 볼 수 없을 것이다.
— 헬렌 켈러 (Helen Keller, 미국사회사업가, 1880~1968) —

점을 뺀 뒤의 주의사항 (3)

04 / 13

점 빼고 나서 화장을 하면 될까 안 될까. 전문가들 사이에 약간의 의견 차이는 있지만 자외선 차단제는 두껍게 바르는 것이 좋고 색조화장도 자외선 노출과 색소침착을 줄이는 효과가 있어 권장하는 것이 요즘의 경향이다. 다만 나중에 클렌징할 때 박박 문질러 지워야 하는 화장이라면 피하는 것이 좋을 것이다. 클렌징할 때는 퍼프에 세안제를 묻혀 살살 건드리고 문지르지 않는 방식으로 지운다. 이런 불편함을 덜고자 요즘은 점 뺀 부위에 스티커 같은 반창고를 붙여주는 피부과도 많이 있다.

The only place where success comes before work is a dictionary. 일(work)보다 성공(success)이 먼저 나오는 곳은 사전밖에 없다.

– 비달 사순 (Vidal Sassoon, 영국 헤어스타일리스트, 1928~) –

전문의가 되는 과정

전문가를 너무 쉽게 생각하는 사람들이 있어 안타깝다. 전문의가 되는 과정을 한번 보자. 우선 의예과에 들어간다. 서울대는 2007, 2008년에 자연계에서 의예과(정시) 수능점수가 가장 높았다. 의예과 2년을 마치면 의대본과를 4년 다니는데 4년간 고3생활을 한다고 보면 된다. 본과를 마치면 국가고시 합격 후 의사가 되고 인턴-레지던트 5년을 마치면 전문의 고시를 치르고 전문의가 된다. **우리나라에 정규과정을 11년 공부해야 면허증이 나오는 분야가 또 있을까.** 게다가 남자 전문의들은 군의관까지 14년이다.

All is fair in love and war. 사랑과 전쟁에서는 수단과 방법을 가리지 말라.

— 속담 —

문신인가 화장인가

문신은 주로 비의료인들에 의해 행해지는데 간염이나 에이즈 같은 세균감염, 켈로이드 등의 흉터, 문신색소에 의한 알러지나 이물반응 등이 나타날 수 있고 영구적이어서 나중에 취향이 바뀔 때 쉽게 고치기 어렵다는 점 등이 문제였다. **하지만 반영구 문신은 천연염료를 얕게 주입하여 2~5년이면 저절로 사라지며 의사가 시술하므로 감염이나 흉터의 염려도 거의 없다.** 반영구 화장이라고도 부른다. 비의료인들도 시술하고 있지만 사회적인식의 변화와 의료관련법의 규제로 점점 의료시술로서 자리를 잡아가고 있다.

Only the person who has faith in himself is able to be faithful to others. 스스로를 신뢰하는 사람만이 다른 사람들에게 성실할 수 있다.
— 에리히 프롬 (Erich Fromm, 미국 정신분석학자, 1900~1980) —

입술이 예쁜 연예인들은 원래부터 그랬나

입술이 작고 얇으면 예민하거나 날카로워 보이기 십상이고 거기에 색깔까지 흐리다면 병약해 보이기도 한다. 도톰한 입술이 건강해보이고 훨씬 여성스러워 보인다. 그래서 입술이 작으면 립스틱을 본래의 윤곽보다 약간 밖으로 그리거나 아랫입술을 크게 그리는 것이 상식이다. 안젤리나 졸리의 '도톰' 하다 못해서 '두툼' 한 입술이 주는 강렬한 이미지가 한창 주가를 올리고 있는 시대다. 입술의 크기 문제를 좀 더 적극적으로 해결해보자. 필러는 간편하면서도 매우 효과적으로 입술을 도톰하게 만들어준다.

By working faithfully eight hours a day you may eventually get to be a boss and work 12 hours a day. 하루 8시간 충실히 일함으로써 당신은 결국 윗사람이 되어 하루 12시간씩 일할 수 있게 될 것이다.

– 로버트 프로스트 (Robert Frost, 미국시인, 1874~1963) –

미인피부과 www.meinclinic.com

April

04 / 15

털이 너무 많거나 적으면

여자들은 대개 털이 없는 곱고 매끄러운 피부를 선호하는 반면 남자들은 어느 정도 털이 나있는 다소 와일드한 피부를 선호한다는 것이 얼마 전까지의 상식이었다. 하지만 지금은 남자들도 매끈한 피부를 선호하는 경향이 일부에서 나타나고 있는 것 같다. 다모증은 '비정상적으로' 털이 많은 상태를 말하며 피부과에서는 몸의 일정 부위에만 많이 났는지 전신에 많이 났는지 그리고 선천성인지 후천성인지를 따져서 분류한다. 거꾸로 털이 너무 없으면 무모증이다. 뭐든지 적당한 것이 좋은 것 같다.

The richest peach is highest on the tree. 제일 잘 익은 복숭아는 제일 높은 가지에 달려 있다.

      – 제임스 휘트컴 라일리 (James Whitcomb Riley, 미국시인, 1849~1916) –

웃을 때 콧잔등이 구겨지는 사람

웃을 때 콧잔등 위에 쭈글쭈글한 주름선들이 잔뜩 생기는 분들이 있다. 콧잔등 주름은 토끼를 연상시키는 애교스러운 주름(bunny lines)이기도 하지만 어떤 분들은 너무 심해서 꼭 으르렁거리는 개를 연상시킨다. 오래 반복되면 나중엔 가만히 있어도 주름선들이 뚜렷하게 콧잔등에 새겨져있게 된다. 원인은 비근 횡부의 반복적인 과도한 수축 때문이며 보톡스 주사가 거의 유일한 해결책이다. 1회의 시술로 약 4개월 정도는 부드럽고 말끔한 인상으로 바뀌게 될 것이다.

Travel is fatal to prejudice, bigotry and narrow-mindedness. 여행은 편견과 아집 그리고 편협함에 치명적이다.

− 마크 트웨인 (Mark Twain, 미국소설가, 1835~1910) −

프랙셔날(fractional) 레이저 전성시대

04 / 16

미용분야의 레이저가 발전해가는 과정을 보면 흥미롭다. 표피에 손상을 주어 딱지가 생기는 침습적 레이저가 오랫동안 쓰여 왔고 다음에 비침습적 레이저(NAR)가 인기를 끌더니 이번에는 중간침습적 레이저의 시대가 되었다. 최근 피부과 의사들 사이에 가장 큰 화두가 되고 있고 신뢰를 받고 있는 중간침습적 레이저가 바로 프랙셔날 레이저다. 대표적인 기종으로 셀라스, 프락셀, 어펌 등이 있다. 이들은 피부에 아주 작은 수천 개의 구멍을 뚫어 콜라겐 합성을 극도로 유발시켜 모공, 잔주름, 흉터를 치료한다.

Men, like peaches and pears, grow sweet a little while before they begin to decay. 인간은 복숭아와 배처럼 썩기 시작하기 바로 전에 단맛이 나는 법이다.

– 속담 –

레이저로 털도 뺀다

레이저는 요즘 거의 만능처럼 인식되고 있다. 특히 피부과 의사에게는 최고의 치료도구다. 레이저 제모의 장점은 무엇보다 신속하다는데 있다. 겨드랑이 양쪽 제모에 3분 남짓 걸린다. 통증도 적어 부위가 작을 때는 마취 없이 시술하는 것이 가능하다. 즉시 일상생활이 가능하고 자국이나 흉터가 생길 가능성이 거의 없으며 신체 모든 부위의 제모가 가능하다. **털이 두껍고 검을수록, 피부가 얇고 피부색이 밝을수록 잘 빠지는 것이 보통이다.** 대개 한 달 간격으로 5회 남짓 치료하면 영구 제모가 가능하다.

When you're feeling down, brush your teeth. 기분이 우울할 땐, 이를 닦아 보세요.

− 속담 −

04 / 17

괜히 나이만 더 들어보이게 하는 이마주름

얼굴주름 가운데 대인관계에서 마이너스가 되는 대표적인 것이 이마와 미간주름이다. 이마주름은 나이만 더 들어보이게 만들고 미간주름은 인상만 나쁘게 만드는 경우가 많다. 특히 이마주름은 중년은 물론 젊은이들까지도 없애려고 고민하게 만드는 주름이다. 이마주름은 보톡스가 등장하기 전까지는 수술밖에는 효과적인 치료법이 거의 없었다고 볼 수 있는데 그리 만만한 수술이 아니었다. 보톡스처럼 간단한 시술로 막강한 효과를 보는 시술은 이전에는 없었다고 해도 과언이 아니다.

How wonderful opera would be if there were no singers. 가수들이 없다면 오페라는 정말 멋질 텐데.

             – 지오아키노 로시니 (Gioacchino Rossini, 이태리작곡가, 1792~1868) –

피부병 이름 분석

피부병 이름은 복잡한 편이지만 이름 속에 질환의 뜻이 나타나있는 경우가 많다. 만성단순태선은 오랫동안(만성) 피부를 긁어서(단순) 피부가 두꺼워진 것(태선)으로 하루 종일 긁어도 시원찮을 정도로 가렵다. 어린선은 여러 원인에 의하여 피부에 물고기비늘(어린, 魚鱗) 모양의 각질들이 들어찬 질환이고 장미색 비강진은 감기 같은 것을 앓은 후에 피부에 작은 분홍색(장미색)의 인설성 발진들(비강진)이 올라오는 질환이다. 주로 팔다리에 동전 모양(화폐상)으로 심한 습진이 생기면 화폐상습진이라고 부른다.

When she finally stopped conforming to the conventional picture of femininity she finally began to enjoy being a woman. 전통적인 여성의 모습대로 살지 않게 되었을 때 그녀는 비로소 자신이 여자임을 즐겁게 생각할 수 있게 되었다.

– 베티 프리단 (Betty Friedan, 미국 여권운동가, 1921~2006) –

팔자주름은 팔자가 아니다

모양이 팔(八)자를 닮았다고 해서 팔자주름인데 자신의 팔자 즉 운명으로 여기고 치료해볼 생각을 못하고 계신 분들이 많다. 우연히도 인생살이나 운명의 뜻을 가진 팔자도 한자로는 八字이고 이는 사주에 나타난 여덟 글자라는 뜻이라고 한다. 어쨌든 나이가 들면서 점점 깊어지는 대표적인 주름인 팔자주름은 사람을 어둡고 우울하게 보이게 만드는 '안 좋은' 주름이다. 여러 치료법들이 나왔지만 필러만큼 간편하고 효과 좋고 자연스러운 치료법도 없을 것이다. 시술에 10분 정도 걸린다.

It is only with the heart that one can see rightly; what is essential is invisible to the eye. 사람은 오로지 가슴으로만 올바로 볼 수 있다. 본질적인 것은 눈에 보이지 않는다.

– 생텍쥐페리 (Antoine de Saint-Exupery, 프랑스소설가, 1900~1944) –

미인피부과 www.meinclinic.com

기미 예방법

기미가 '낀다' 는 말에 표현되어있듯이 기미는 비정상적인 것이며 환영받지 못하는 불청객이다. 기미는 일단 생기면 치료에 노력이 많이 요구되므로 예방이 매우 중요하다. 우선 임신이나 피임약 복용 시기에 기미가 심해지는 분들은 기미발생에 여성호르몬의 역할이 중요한 경우이므로 자외선 차단에 극성을 보이면서 다른 피임법을 찾아본다. **일반적으로 기미의 최선의 예방책은 당연히 자외선 차단이다.** 자외선 차단제를 분신처럼 여겨야 한다. 실내에만 있어도 꼭 바르고 여름에 하루 두 번은 기본이다.

A big fish must swim in deep waters. 큰 물고기는 깊은 물에서 놀아야 한다.

– 속담 –

비비크림은 왜 인기인가

여자환자가 기미나 잡티 때문에 왔다고 하면 피부과 의사는 얼굴을 세안하고 나서 다시 진료하자고 말하는 것이 보통이다. 그럴 때 '저 아무 것도 안 발랐는데요. 비비크림만 살짝 발랐어요' 하는 분들이 많아졌다. 비비크림은 왜 그리 인기일까. 여드름이나 병원에서 치료받은 자국 같은 것을 잘 가려주고, 짧은 시간에 간단하게 화장하는 것이 가능하며, 화장을 한 듯 안한 듯한 '생얼' 분위기를 연출해줄 수 있고, 운동할 때 잘 지워지지 않아서 좋고, 자외선 차단제 효과도 볼 수 있다는 점 등이 장점으로 꼽힌다.

Genius is one percent inspiration and ninety-nine percent perspiration. 천재란 1 퍼센트의 영감(靈感)과 99 퍼센트의 땀으로 이루어진다.

– 에디슨 (Thomas Alva Edison, 미국발명가, 1847~1931) –

모공은 왜 넓어지는가

거울 앞에서 코와 볼의 모공(毛孔)들이 오렌지껍질 구멍들만큼 커져있는 것을 발견하면 정말 서글퍼진다. 우리 몸 전체에는 약 500만 개, 머리에만 약 10만 개 정도의 모발이 있다. 얼굴에는 털(성모)은 없고 피지만 주로 통과하는 빈 모공들이 많아 지공(脂孔)으로 부르기도 한다. 그런데 화장품이나 각질이 모공출구를 막거나 갑자기 피지분비가 증가하면 피지가 모공 속에 쌓이게 된다. 여기에 각질이나 여드름세균들이 섞이면서 굳어지면 초기여드름인 면포로 되기도 하고 그냥 모공만 넓어질 수도 있다.

The best fish swims near the bottom. 좋은 고기는 물 밑바닥에 있다.

– 속담 –

병은 자랑하라고 했는데

병은 자랑하라고 했다. 그래야 제 때 잘 고칠 수 있기 때문이다. 일전에 인터넷으로 환자와 상담하는데 자신을 초등학생으로 소개하면서 오랫동안 머릿니를 숨겨오다가 선생님에게 들켰다고 해서 깜짝 놀란 적이 있다. 머릿니는 못살던 시절에나 있는 건 줄 알았는데 뜻밖에 요즘 서울시내 유치원이나 초등학교에서 심심찮게 볼 수 있다. 결국 그 학생은 자기도 머리가 가려워서 오랫동안 괴로울 만큼 괴로웠고 같은 반 친구들에게도 많이 옮겼을 것이 분명하다. 병은 숨기면 점점 더 많은 사람이 괴롭게 된다.

Inflation is one form of taxation that can be imposed without legislation. 인플레이션은 입법과정을 거치지 않고 부과할 수 있는 세금 가운데 하나이다.
— 밀턴 프리드먼 (Milton Friedman, 미국경제학자, 1912~2006) —

취미란에 '여드름 짜기'라고 적는 사람들

여드름 짜는 것을 낙으로 삼는 사람들이 있다. 자기 것만 짜면 될 것을 가족과 친구들 것까지 짜주면서 기어코 흉터를 만들어준다. 세상에 좋은 취미도 많은데 이건 정말 악취미다. 가급적 피부과에서 안전하고 확실하게 짜자. 염증이 동반된 여드름은 더욱 그렇다. 얼굴에 이미 여드름 흉터가 있다면 앞으로 더 생길 가능성이 높으므로 더욱 조심해야 한다. 여드름 자체는 치료가 별로 어렵지 않다. 하지만 일단 생긴 여드름 흉터는 치료에 시간도 많이 걸리고 비용도 적지 않게 든다.

As dead flies give perfume a bad smell, so a little folly outweighs wisdom and honor. 향수에 빠져 죽은 파리가 향수에서 악취가 나게 하듯이, 변변치 않은 적은 일 하나가 지혜를 가리고 명예를 더럽힌다.

– 성경 (전도서 10:1) –

주부로 의심받는 남자들

주부습진은 가정주부가 물일을 많이 하다가 물과 세제의 만성자극으로 인해 손이 가려워지고 각질이 생기는 피부병이다. 그런데 비슷한 증상으로 병원에 오는 남자들이 꽤 있다. 주부습진과 비슷한 거라고 말해주면 집에서 빨래하고 설거지 하는 줄 어떻게 아셨냐면서 계면쩍어하시는 분도 있지만 자기는 물일을 거의 안 한다고 항변하시는 분들도 있다. 손 습진의 종류는 많다. 그 중 하나가 주부습진일 뿐이다. 좀 더 흔하게 보는 손 습진은 스트레스가 많을 때 물집과 각질이 생기면서 가려워지는 한포진이다.

Wear the old coat and buy the new book. 낡은 옷을 입어라, 그리고 새로운 책을 사라.

– 속담 –

여드름이 괴로운 그대에게

필자의 병원은 여드름 환자가 전체의 1/3 정도 되고 그 중 여드름을 처음 치료해본다는 사람이 1/3 정도 된다. 이들은 기초 지식이 적어 설명은 많이 해야 되지만 의사 지시를 잘 따라오는 것이 보통이다. 그런데 여러 피부과에서 이런 저런 치료를 받아보신 분들은 설명은 적게 해도 되지만 본인이 의사인 경우가 많아 상담에 어려움을 겪곤 한다. 치료에 대한 불신을 가지신 분들을 보면 의사로서 죄송한 마음도 들고 또 한편 환자들을 정말 세심하게 정성껏 치료해드려야겠다는 결심을 하게 된다.

Praise a fool, and you make him useful. 바보도 칭찬해보라. 그러면 쓸모 있게 된다.

― 속담 ―

인공선탠은 해도 되는가

자외선 B와 C가 피부암을 일으키고 A는 문제가 없어서 자외선 A만 나오는 인공선탠기는 안전하다고 말하는 사람들이 있다. 그건 아니다. **자외선 A도 피부암의 원인이 될 수 있다는 것이 정설이며, 정밀한 의료장비에서도 자외선 파장들이 섞여 나오는데 하물며 관리기준이 미흡한 인공선탠기에서 100% 자외선 A만 나올 수는 없는 것이다.** 나중에 폐암에 걸릴 가능성이 많다는 사실을 알면서도 당장 문제가 없으니까 담배를 피우는 분들을 보면 좀 답답하다. 인공선탠이 마치 그와 같다고 생각한다.

Pardon another often, yourself never. 남은 가끔 용서하되, 자신은 용서하지 말라.

– 속담 –

피부과 약은 정말 독한가

피부과 약이 독하다는 말이 있다. 하지만 피부과가 내과나 소아과보다 특별히 약이 더 독할 이유는 없다. 사실 모든 약은 곧 독이다. '약리학' 은 '독물학' 과 동의어라고 볼 수 있다. 의사들은 어떤 약이 약으로서의 효과만 발휘하고 독물로서의 작용은 최소화되는 용량, 기간, 적응증, 환자상태 등을 주의해가며 약을 처방한다. **사실 약 부작용은 환자보다 의사가 더 민감하다.** 피부과 의사 선생님이 믿을만한 분이라는 생각이 들면 너무 의심하지 말고 약복용 지시를 잘 따라가는 것이 좋다.

A great fortune is a great slavery. 많은 재산은 훌륭한 노예이다.

— 속담 —

대한민국 의사들의 현주소

대한의사협회의 발표에 따르면 2007년 현재 국내 의사는 9만5천179명이고 인구 510명당 1명꼴이다. 1980년부터 따졌을 때 인구증가율보다 20배 가까이 빠른 속도로 증가했다. 그동안 병원문턱이 많이 낮아졌다는 뜻이기도 하다. 여자 의사가 증가추세지만 아직은 남자 의사가 80%정도이고 전문의는 6만5천81명으로서 내과가 17.3%로 가장 많았다. 이비인후과, 피부과, 안과는 전문과목 중 개원비율이 가장 높았다. 코가 막히고 피부가 가렵고 눈이 아플 때 쉽게 갈 수 있는 동네병원이 그만큼 많다는 뜻이다.

Take care of the pence, and the pounds will take care of themselves. 동전을 돌보면, 파운드는 그들 스스로를 돌본다. 푼돈을 아끼면 저절로 목돈이 된다.

– 속담 –

불법 성형시술을 받는 이유 (1)

멀쩡한 사람들이 소위 보따리장수들에게 불법 성형시술, 속칭 '야매' 시술을 받는 첫 번째 이유는 싸다는 것이다. 하지만 과연 쌀까? 필자가 환자들을 통해서 듣는 바로는 이들에게 치료받을 때는 병원에 비해 평균 50~80% 정도의 비용이 든다고 한다. 생각보다는 상당히 비싸다. 더구나 나중에 부작용이 생겨서 병원에 가서 치료받는 비용과 불법으로 시술받은 사실이 드러날까 또는 잘못되면 어떡하나 하는 정신적인 스트레스를 오랫동안 받는 것을 고려해보면 불법 성형시술은 절대로 싸지 않다.

Iron rusts from disuse; stagnant water loses its purity ... even so does inaction sap the vigor of the mind. 쇠는 안 쓰면 녹슬고 고여 있는 물은 흐려지며 게으름은 정신의 활력을 앗아간다.

— 레오나르도 다 빈치 (Leonardo da Vinci, 이태리화가, 1452~1519) —

닥터피쉬는 어의(漁醫)인가

요즘 찜질방과 사우나에서 닥터피쉬가 인기다. 닥터피쉬 카페도 생겼고 TV에는 닥터피쉬라는 이름의 개그맨그룹도 등장했다. 각질을 먹고사는 물고기여서 각질증식이 심한 건선, 아토피, 과각질형무좀 등에 도움이 된다는데 아토피에는 큰 도움은 안 될 것 같다. 마사지효과는 확실히 있다. 다량의 대장균 검출과 세균감염 발생사례가 있었는데 좀 더 확실한 위생관리가 필요할 것 같다. 터키 캉갈지방 온천수에 사는 잉어과의 마크로스타무스와 가라루파가 원조이고 국내에는 중국산 친친어가 주로 들어와 있다.

The happiness of society is the end of government. 사회의 행복이 정부의 목표다.
— 존 애덤스 (John Adams, 미국대통령, 1735~1826) —

연휴는 피부 치료의 적기

연휴가 다가온다. 이 기간 동안 피부과는 각종 치료를 받으러 오는 환자들로 북새통을 이룬다. **점이나 검버섯 수십 개를 한꺼번에 빼고 며칠씩 집에서 쉬려는 분들에게 특히 유리하다.** 그런데 연휴나 휴가를 이용하지 않고 치료할 수 있는 것도 많으니 참고하자. 보톡스나 필러를 이용한 각종 주름 치료, 레이저 제모, 여드름 치료, 모공이나 여드름 흉터 치료, 기미 치료, IPL, 폴라리스, 셀라스 등이 대표적이다. 점이나 잡티도 한 번에 다 빼지 않고 몇 개씩 나누어서 평일에 치료받는 분들이 있다.

Life is full of ups and downs. 인생은 오르막길과 내리막길로 꽉 차있다. 양지가 음지 되고 음지가 양지 된다.

– 속담 –

물사마귀에 물이 없다

많이 쓰는 말 중에 물사마귀라는 것이 있다. 그런데 물사마귀는 의학용어가 아닌데다 하나의 질환을 가리키는 것도 아니어서 혼란스럽다. 우선 아이들 몸에 가렵게 여기저기 생기는 물사마귀는 전염성연속종이고 바이러스 질환이며 사마귀와는 관련이 없다. 나이 들면서 눈 옆에 하나둘씩 늘어나는 물사마귀는 한관종이며 땀나오는 한관이 증식한 것이다. **이런 물사마귀들은 진짜 사마귀가 아닌데다 물이 들어있지도 않다.** 아마 피부색을 띠면서 조그맣게 튀어나온 것을 오랫동안 물사마귀라고 불러온 것 같다

The function of pop music is to be consumed. 대중음악의 기능은 소비되는 것이다.
– 피에르 불레즈 (Pierre Boulez, 프랑스작곡가, 1915~) –

우윳빛 피부를 꿈꾸며

사람들이 흔히 동경하는 피부 중에는 우윳빛 피부나 뽀샤시한 피부가 있다. 어떻게 하면 하얗고 투명한 피부를 가질 수 있을까. 피부색을 결정하는 요소에는 멜라닌색소의 갈색, 혈액(헤모글로빈)의 붉은색, 카로틴의 노란색이 중요하고 이외에 피부의 두께와 수분 함유정도 같은 것들이 피부색을 결정한다. 이 중 우리가 할 수 있는 일은 자외선을 조심해서 멜라닌 색소형성을 줄이고 과일과 야채의 지나친 과량섭취를 줄여 혈중카로틴을 줄이고 피부보습을 충분히 해주는 일이다. 레이저나 필링 등 각종 피부과 치료도 큰 도움이 될 수 있다.

Everything is funny as long as it is happening to somebody else. 나 아닌 다른 사람한테 일어나기만 한다면 무슨 일이든 재미있다.
— 윌 로저스 (Will Rogers, 미국개그맨, 1879~1935) —

April

04 / 26

모르는 걸 모른다고 하는 정직한 의사가 되기를 오늘도 소망한다. 예를 들어 아토피의 원인은 여러 가설들이 주장되고 있지만 아직 확실한 게 없다. 많은 연구가 진행 중이지만 아직 잘 모른다. 그런데 환자들은 그렇게 흔한 피부병의 원인을 의사가 모른다고 말하는 것을 잘 이해하지 못한다. 그리고 의사도 사람인지라 이전에 잘 알았던 것이라도 기억이 안 날수 있다. 따라서 모르는 게 없는 의사는 어떻게 보면 좀 위험할 수도 있다. 환자 앞에서라도 책을 꺼내들고 찾아보는 의사가 더 훌륭할 수 있다.

The test of our progress is not whether we add more to the abundance of those who have much; it is whether we provide enough for those who have too little.
발전의 기준은 부유한 사람들이 아니라 없는 사람들에게 충분히 주는 데 있다.
– 프랭클린 루스벨트 (Franklin Delano Roosevelt, 미국대통령, 1882~1945) –

미인피부과 www.meinclinic.com

피부미인이 되는 지름길

피부가 예쁜 사람을 피부미인 또는 피부짱이라고 부른다. 우리 사회에는 어떤 탤런트의 미모가 화장발이라느니 맨얼굴이 예쁜 연예인은 누구라는 등의 소문이 누가 코를 세웠는가 하는 루머만큼이나 많다. 인터넷에는 피부가 예뻐지는 각종 지식으로 넘쳐나고 서점에도 항상 피부미용 관련서적이 베스트셀러에 오른다. 피부에 좋다면 별 희한한 팩을 다 만들어서 붙이고 고가의 화장품세트를 덜컥 구입하기도 한다. **하지만 피부미인으로 가는 지름길은 피부과 의사와 함께 상의하며 찾아보는 것이 최선이다.**

Beware the fury of a patient man. 참을성 있는 사람이 화를 냈을 때는 조심해야 한다.

– 속담 –

여자도 대머리가 생기나

공짜를 좋아하면 대머리가 된다고 한다. 공짜로 물건을 얻으려니 자꾸 머리를 써야하고 그러면 스트레스가 심해져 결국 탈모가 된다고 설명하는 사람도 있다. 그런데 여자도 대머리가 될 수 있다. 남자가 앞머리선이 올라가면서 M자형이 되거나 머리 가운데까지 심하게 탈모되는 것과는 달리 여자들은 앞머리선은 유지되고 주로 머리 가운데 모발이 가늘어진다. 남자처럼 심하게 이마가 벗겨지거나 완전한 대머리가 되는 경우는 드물고 20대에 증세가 시작되는 남자와는 달리 대개 중년 이후에 증세가 확실해진다.

The opposite of love is indifference. 사랑의 적은 무관심이다.

– 속담 –

피부건조 경계경보

사계절 중에 가을이 제일 좋다는 분들이 많다. 날씨도 좋고 단풍잎으로 물든 나무들은 보는 이들을 시인으로 만들어준다. 부담 없이 여기저기 여행도 다녀보고 싶다. 하지만 피부는 가을에 접어들면서 점점 건조해져 비상상황이다. 기온하강으로 피지분비가 줄어들고 공기도 건조해지기 때문이다. **피부의 수분함량은 15~20%정도가 정상인데 가을철에는 10% 이하로 떨어지는 경우가 많다.** 피부보습에 신경을 쓰자. 피부가 건조하면 몸이 자꾸 가려워지고 아토피피부염 같은 각종 피부염이 악화되기 쉽다.

Rolling stone gathers no moss. 구르는 돌에는 이끼가 끼지 않는다.

– 속담 –

여자와 화장

여자가 화장할 때는 말도 걸면 안 된다고 한다. 그 이유는 만화영화에서 로봇이 변신할 때 말을 걸면 안 되는 이유와 같다는 것이다. 어쨌든 여자는 왜 화장을 할까. **한 외국 연구에 따르면, 여성들이 수백 년간 화장하는 습관을 이어온 이유는 촉각, 후각, 시각을 자극하기 위해서였다고 한다.** 결국은 '위장'에 성공해 근심불안이 해소되고 '유혹'에 성공해 사회생활을 잘 하게 되었다는 독특한 결론까지 내리고 있다. 물론 지금은 보습, 자외선 차단, 노화방지 등의 효과를 얻는 것도 중요한 목적이 된다.

The kind of humor I like is the thing that makes me laugh for five seconds and think for ten minutes. 내가 좋아하는 유머는 5초간 웃게 만들고 10분간 생각하게 만드는 그런 유머다.

– 윌리엄 데이비스 (William Davis) –

재색 겸비

용모와 시재가 모두 출중했던 조선시대 여류시인으로 누구나 황진이(黃眞伊)를 꼽는다. 황진이를 비롯한 조선시대 여인들은 기본적으로 '얼굴은 하얗게, 입술은 빨갛게' 화장했다. 깨끗하고 흰 피부는 예나 지금이나 한국미인의 기준이며 외국인들도 부러워하는 피부다. 오늘은 자기 피부 톤보다 조금 더 밝게 화장을 해보자. 입술도 조금만 더 붉은 색으로 칠해보자. 그리고 독서의 계절인데 책도 가까이 하자. 재색(才色)을 겸비한 멋진 하루를 만들어보자. TV와 인터넷은 하루쯤 쉬어도 큰 문제없다.

Truth is generally the best vindication against slander. 일반적으로 진실이 중상모략에 대한 최선의 해명이다.

– 아브라함 링컨 (Abraham Lincoln, 미국대통령, 1809~1865) –

의사의 다섯 가지 계명

17세기 중국의사 첸 시쿵이 만든 의사의 다섯 가지 계명이 있다. 거기엔 히포크라테스 선서와 유사한 부분도 있지만 진찰이 끝나면 환자의 집을 신속히 떠나고 환자의 상태가 호전되면 방문회수를 줄여 온당치 못한 것을 요구한다는 인상을 주지 말아야 한다는 부분이 있어 눈길을 끈다. **요즘 '의료산업'이라는 말도 쓰고 '의료영리법인' 말도 많이 나오지만 의사의 일은 기본적으로 인술(仁術)이며 영리에 있지 않다.** 의사가 인술도 베풀고 품위도 유지할 수 있는 의료풍토가 조성되고 유지되었으면 좋겠다.

A man of genius makes no mistakes. His errors are volitional and are portals of discovery. 천재는 실수하지 않는다. 발견을 위해 의도적으로 할 뿐이다.
– 제임스 조이스 (James Joyce, 아일랜드작가, 1882~1941) –

핸드폰 카메라 활용법 (1)

가끔 자기 남편이나 아이 피부사진이라면서 핸드폰 카메라(일명 폰카)로 보여주고 상담 받으시는 분들이 있다. 화질도 이전보다 많이 좋아져서 진단에 별 어려움이 없을 정도다. 세상 참 편해졌다. **나는 시간이 좀 있는데 가족이나 친구가 너무 바쁘다면 폰카로 피부 사진을 몇 장 찍어서 피부과로 가져가보자.** 인터넷을 이용할 수도 있을 것이다. 물론 사진만으로 처방전을 받을 수는 없다. 하지만 적어도 병원에 와야 하는 문제인지 아닌지 그리고 어떤 치료가 예상되는지 등은 알 수 있다. 그게 어딘가.

Nothing to give a relation but sufficient for a thief to take. 친척 구제할 것은 없어도 도둑맞을 것은 있다.

– 속담 –

머리는 비누와 샴푸 중에 무엇으로 감아야 하나

머리감을 때 비누가 좋을까 샴푸가 좋을까. 비누는 대개 알칼리성으로 유분기를 강력하게 제거하여 머리가 퍽퍽해지는 경향이 있다. 그래서 요즘은 보습성분이 강화된 비누도 많이 나온다. 약산성인 식초를 살짝 풀어 헹궈내면 머릿결이 부드러워진다고 하는데 피클 냄새가 날 수 있으니 잘 헹궈야 할 것이다. 샴푸는 약알칼리 또는 중성이며 촉촉한 편이지만 보습성분이 많이 들어있는 린스로 헹궈내면 머릿결이 한결 부드럽고 윤기나 나서 좋다. 환경을 생각해서 샴푸 사용량을 줄여보는 것도 괜찮을 것이다.

The magic of first love is our ignorance that it can ever end. 첫사랑이 신비로운 것은 우리가 그것이 끝날 수 있다는 것을 모르기 때문이다.

– 벤자민 디즈렐리 (Benjamin Disraeli, 영국작가, 1804~1881) –

면도의 역사

최초의 면도는 고대국가에서 제의(祭衣)의 한 형태로서 신에 대한 복종의 의미를 가지고 시작했다는 설이 있다. 그리스와 로마군대에서는 전투의 용이성 또는 적군과의 식별을 위해 행해졌다고 한다. 우리나라에는 19세기말 단발령과 함께 면도가 도입되었고 지금은 제철기술의 발달로 성능 좋은 면도기가 개발되어 널리 쓰이고 있으나 과거에는 용맹스럽던 나폴레옹마저 면도기를 흉기로 생각하고 두려워할 정도였다. 이러한 면도기를 현대적인 개념의 안전면도기로 도약시킨 선구자는 독일의 질레트다.

All that glitters is not gold. 번쩍인다고 모두 금은 아니다.

– 속담 –

05 / 01

비비크림과 자외선 차단제

이제는 반팔 차림으로 다니는 분들이 많아졌다. 우중충한 옷은 찾아보기 힘들다. 사람들 표정도 밝고 화장도 많이 가벼워진 것 같다. 젊은이들 사이에 소위 비비크림이 유행이다. 비비크림은 메이크업베이스, 파운데이션, 여드름 커버, 자외선 차단제 등의 효과를 동시에 얻을 수 있어서 인기다. 맨얼굴처럼 보일 수도 있다. 그런데 비비크림을 쓰더라도 자외선 차단제만큼은 따로 발라주는 것이 지혜롭다. 자외선 차단 기능을 제대로 보려면 비비크림을 아주 두껍게 발라야 하는데 그러면 이미 가벼운 맨얼굴이 아니기 때문이다.

The interpretation of dreams is the royal road to a knowledge of the unconscious activities of the mind. 꿈의 해석은 무의식의 세계를 이해하는 지름길이다.
– 지그문트 프로이트 (Sigmund Freud, 오스트리아 심리학자, 1856~1939) –

커피와 인생의 세 가지 맛

요즘은 커피를 내올 때 설탕이 아닌 커피슈가를 대접하는 경우가 늘고 있다. 커피슈가를 커피잔에 넣고는 한두 번만 젓고 그냥 마시기 시작하는 게 새로운 경험의 출발이다. 처음에는 블랙커피의 쓴 맛을 느낄 것이다. 잠시 후에 슈가가 어느 정도 녹으면 일반적인 부드러운 커피맛을 느끼게 된다. **그리고 슈가가 다 녹은 후의 마지막 몇 모금은 정말 달콤한 커피가 될 것이다.** 우리 인생도 이처럼 해피엔딩이었으면 좋겠다. 시작은 좀 쓰고 어려워도 참고 인내하는 동안 결국 스위트엔딩을 맛보게 될 것이다.

Our greatest glory consists not in never falling but in rising every time we fall.
우리의 최대의 영광은 한 번도 실패 안 했다는 것이 아니고 넘어질 때마다 일어나는 점에 있다.

– 속담 –

종합선물세트 IPL 레이저

우리가 어릴 때는 종합선물세트라는 게 인기였다. 그 안에는 웨하스, 초콜릿, 캬라멜, 비스켓 등 맛있는 과자들이 잔뜩 들어있었다. 피부에도 종합선물세트 같은 치료가 있는데 그것이 바로 IPL(intense pulsed light)이라는 레이저 치료다. 기미, 주근깨, 잡티, 얇은 점, 잔털, 모공, 잔주름, 여드름, 붉은 자국, 갈색 자국, 실핏줄, 안면홍반, 칙칙한 피부, 어두운 톤 등 대부분의 피부 문제들에 도움이 된다. 딱지가 안 생기고 일상생활에 지장이 거의 없어 더욱 좋다. 대개 2주 간격으로 3~5회 정도 시술받는다.

The secret of business is to know something that nobody else knows. 사업의 비결은 다른 사람들은 아무도 모르고 있는 무엇인가를 아는 것이다.
– 아리스토틀 오나시스 (Aristotle Onassis, 그리스 선박왕, 1906~1975) –

08 / 29

피부병이 생기면 피부과에 가야 할 텐데

피부과학회의 발표에 따르면 피부질환이 생겼을 때 피부과를 찾는 사람은 우리나라 성인의 62%에 불과하다. 피부과에 안 가는 사람들의 문제 해결방법은 집에 있는 약을 사용한다, 인터넷을 찾아본다, 약국에서 일반의약품을 사서 쓴다, 아무 병원이나 간다의 순이었다. 특히 젊은층에서는 인터넷에 대한 의존도가 높았다. 피부병을 대수롭지 않게 여기는 풍토는 정말 대수롭지 않는 피부병을 만성으로 만드는 원인이 된다. 그리고 제 때 제대로 된 치료를 받지 못하게 만드는 것은 인터넷의 역기능인 것 같다.

Like all great travellers, I have seen more than I remember, and remember more than I have seen. 훌륭한 여행가들이 흔히 그렇듯이 나는 내가 기억하는 것보다 많은 것을 보았고 또한 본 것보다 많은 것을 기억한다.
— 벤자민 디즈렐리 (Benjamin Disraeli, 영국정치인, 1804~1881) —

인공선탠을 꼭 하고 싶다면

여름도 아닌데 벌써 갈색피부를 본다. 여행을 다녀오신 분들도 있지만 젊은 여성들 중에는 인공선탠을 한 경우가 꽤 있다. 인공선탠(기계선탠)은 가급적 안하는 것이 좋지만 꼭 해야 한다면 다음의 주의사항들을 지켜야 후회를 적게 한다. 얼굴은 무조건 피하자. 그리고 어두운 피부색은 기미나 잡티가 심해질 수 있으므로 과도한 선탠을 삼가자. 밝은색 피부는 화상을 잘 입으므로 갑자기 많은 양의 광선을 쬐면 안 된다. 피부가 따갑거나 지나치게 붉어지면 즉시 피부과를 방문하자. 하지만 가급적이면 안 하기를 바란다.

There is nothing I love as much as a good fight. 좋은 싸움만큼 내가 사랑하는 것은 없다.

— 프랭클린 루스벨트 (Franklin Delano Roosevelt, 미국대통령, 1882~1945) –

손금의 의미

재미삼아 손금을 봐본 일이 있을 것이다. 손금은 피부과적으로는 그저 손바닥에 생긴 주름일 뿐이다. 하지만 생명선, 두뇌선, 감정선 등으로 이름을 붙여놓고 운명에 대한 심오한 정보를 얻으려는 사람들이 많다. 이런 학문을 수상학이라고 부른다. 피부과에는 관상이 안 좋다며 이마주름을 보톡스로 펴러오거나 심지어 특정 손금을 길게 만들어달라면서 오시는 분들이 있다. 손금성형은 레이저나 절개수술을 통해 가능한데 이마주름은 치료하면 관상을 떠나서 보기에도 참 좋지만 손금은 솔직히 아직 잘 모르겠다.

The negro's great stumbling block is not the White Citizen's Councilor or the KKK, but the white moderate who is more devoted to order than to justice. 흑인의 큰 장애물은 백인평의회원도 3K단원도 아니며 정의보다 질서를 중시하는 백인온건주의자다.

– 마틴 루터 킹 (Martin Luther King Jr, 미국인권지도자, 1929~1968) –

미스빕, 더모톡신, 메조보톡스

보톡스는 본래 서구에서 온 것인데 머리 좋은 한국 의사들이 보톡스를 주사하는 새로운 방법을 개발해냈다. 기존 주사법의 특징이 고농도, 적은 주사횟수, 근육 주사였다면 이 방법은 저농도, 많은 주사횟수, 진피내 주사다. 이 치료법은 병원에 따라 미스빕(MISBIB), 더모톡신, 메조보톡스, 보톡스리프트, 마이크로보톡스 등으로 부르고 있다. **아직은 원리가 불확실한 부분이 있고 결과에 편차가 있지만 점점 더 발전하는 중이다.** 잔주름, 모공, 여드름, 리프팅 등에 효과가 있어 매니아들이 많아지고 있다.

I want nothing to do with any religion concerned with keeping the masses satisfied to live in hunger, filth and ignorance. 나는 민중이 기아와 더러움과 무지 속에 만족하고 살도록 하는 어떤 종교와도 관련을 갖고 싶지 않다.
— 자와할랄 네루 (Jawaharlal Nehru, 인도정치가, 1889~1964) —

에이즈의 피부증상

에이즈(AIDS) 걱정으로 잠 못 이루는 분들이 있다. 원인균인 HIV에 감염되면 20~50%는 5년 내에 발열, 오한, 설사, 체중감소, 임파선종대 등이 나타나고 50%의 감염자가 7~10년 내에 결핵, 폐렴, 칸디다증, 카포시육종 등으로 진행한다. 피부증상은 초기엔 붉은 반점이나 두드러기 같은 것이 있다가 1~2주 내에 저절로 없어지며 임파선이 여기저기 붓기도 한다. 나중에는 카포시육종과 같은 특이한 종양도 생길 수 있지만 칸디다 같이 정상인에 잘 안 생기는 기회감염증에 잘 걸리는 점이 중요하다.

Hope is grief's best music. 슬플 때 가장 좋은 음악은 희망이다.

– 속담 –

자외선이 피부에 미치는 영향을 쉽게 아는 방법

자외선은 비타민 D 합성에 기여하는 측면도 있지만 미용적인 측면에서 보면 피부의 적에 가깝다. 자외선에 의한 피부노화를 확실하게 볼 수 있는 예가 있다. **지금 시간이 있으면 거울을 하나 들고 얼굴피부와 엉덩이 위쪽 피부를 찬찬히 비교해보자.** 얼굴은 평생 자외선에 노출되는 부위이고 엉덩이 위쪽은 한 번도 자외선에 노출되지 않을 가능성이 높은 곳이다. 똑같이 나이가 들어감에도 불구하고 얼굴보다 엉덩이 위쪽 피부가 훨씬 더 팽팽하고 새하얀 경우가 많다. 그 차이는 주로 자외선 때문에 생긴다.

He knows nothing; he thinks he knows everything; that clearly points to a political career. 그는 아는 게 없다; 그는 모든 것을 다 안다고 생각한다; 그것은 명백하게 정치에 입문해야 한다는 것을 가리킨다.

— 조지 버나드 쇼 (George Bernard Shaw, 영국극작가, 1856~1950) —

신체 부위별 향수 뿌리는 법

향수는 어디에 뿌려야 좋을까. 귀 뒷부분은 체온이 높고 은밀해 가장 적당하고 귓불은 체온이 낮아 향이 잘 퍼지지는 않지만 기분전환효과는 얻을 수 있다. 목덜미와 가슴은 노출이 적으면서 움직일 때마다 은은한 향이 느껴지는데 가슴은 코로 직접 향이 들어와 좀 불편하다. 손목과 팔꿈치 안쪽은 맥박이 뛸 때마다 향기가 퍼지는데 팔꿈치 안쪽은 자외선 노출이 많은 상황에선 피하는 게 좋다. 애연가, 손작업이 많은 사람, 매니큐어를 바른 뒤엔 손끝도 좋다. 향이 아래에서 올라오는 다리, 스타킹, 발목도 좋다.

A woman's guess is much more accurate than a man's certainty. 여자의 추측은 남자의 확신보다도 정확하다.

– 속담 –

피부나이를 거꾸로 먹게 하는 치료법들

나이를 거꾸로 먹는다는 말이 있다. **거울을 볼 때마다 피부가 점점 늙어가는 것이 못내 속상하신 분들은 피부나이를 거꾸로 먹게 만드는 방법이 있다면 귀가 솔깃할 것이다.** 약물이나 건강식품, 피부관리 같은 것은 한계가 있다. 대부분의 피부과 의사들은 피부를 팽팽하게 만드는 폴라리스, 써마지 등의 고주파(RF) 치료와 피부를 밝고 화사하게 만드는 IPL 치료를 우선적으로 권장한다. 여기에 다양한 박피(필링)와 최신 레이저들이 도움이 될 수 있고 깊은 주름은 보톡스나 필러 주사로 해결하면 된다.

Drunkenness is nothing but voluntary madness. 술에 취함은 바로 자발적으로 미치는 것이다.

— 세네카 (Lucius Annaeus Seneca, 로마철학자, BC4년경~AD65년경) —

우리말로 된 피부병 이름

피부병 중에 가끔씩 한글이름을 만나면 피부과 의사도 기분이 좋다. 두드러기는 두들 두들 튀어나오고 어루러기는 얼룩처럼 생겼다. 무좀은 '물' 과 '좀' 이 합쳐져서 습한 곳에 생기는 좀을 연상시키고 사마귀는 '살(肌)' 과 '마귀(입자나 덩어리를 나타내는 접미사)' 가 합쳐져서 살에 생기는 덩어리를 의미한다. 여드름도 우리말인데 '열' 과 '들음' 이 합쳐져 열이 들어있는 피부질환으로 보기도 하고 '열' 과 '들(피부가 헐다는 뜻의 동사어간)' 과 '음(접미사)' 이 합쳐져서 피부가 붉게 헐었다는 말로 이해되기도 한다.

A broken hand works, but not a broken heart. 부러진 손은 고칠 수 있지만 상처받은 마음은 어쩔 도리가 없다.

– 페르시아속담 –

좋은 피부과, 성형외과 찾는 법 (3)

피부성형을 받을 병원을 정할 때 자주 잊어버리는 게 하나 있다. 부작용에 대한 설명을 전혀 하지 않는 병원은 일단 조심하라는 것이다. **부작용 가능성이 0%인 성형시술은 없다. 부작용에 대해 먼저 말해주든지 적어도 환자가 거기에 대해 물어보면 자세한 설명을 해주는 병원이 좋다.** 가장 안전한 시술이라 하더라도 생활에 지장이 '전혀' 없다는 표현보다는 '거의' 없다고 말해주는 편이 더 정확하다. 그리고 그런 병원일수록 나중에 어떤 문제가 생겼을 때 더 신속하고 확실하게 치료해준다.

It is not the employer who pays wages – he only handles the money. It is the product that pays wages. 임금을 지불하는 것은 고용주가 아니며 그는 단지 돈을 관리할 뿐이다. 임금을 주는 것은 제품이다.

– 헨리 포드 (Henry Ford, 미국기업인, 1863~1947) –

1971년에 제정된 가톨릭 의료기관 윤리지침

미국주교회의에서는 1971년에 '가톨릭 의료기관의 윤리 및 신앙지침' 이라는 것을 발표했다. 거기에 보면 '신체 일부에 좋은 결과를 얻을 목적으로 행해지는 내과나 외과시술들은 환자의 전체적인 면에도 좋은 결과를 가져와야 한다' 는 대목이 있다. 환자의 습진이나 여드름을 치료할 때조차 환자의 전인적인 삶이 다 호전될 수 있도록 신경을 써야 한다는 뜻이리라. **의사는 '환자의 병' 이 아니라 '병에 걸린 환자' 를 치료해야 한다는 말이 있다.** 병을 치료하면 소의(小醫)요 환자를 치료하면 대의(大醫) 인 것이다.

Every why has a wherefore. 핑계 없는 무덤 없다.

— 속담 —

1980년 5월 8일을 기억하라

의사들의 헌신적인 노력에 경의를 표하자. 천연두는 치사율이 30%가 넘고 흉한 곰보자국을 남겨 역사상 가장 무서은 전염병의 하나로 꼽힌다. 그런데 소의 질병인 우두에 걸린 사람들이 천연두에는 걸리지 않는 것을 보고 영국의사 제너가 소의 고름을 사람에게 접종해 천연두 예방에 성공했다. 이게 백신의 시초다. **1967년 한해만 세계적으로 천만 명 이상이 걸려 200만 명 이상이 사망했던 천연두는 의사들의 노력으로 결국 씨가 말라버렸다.** WHO에선 1980년 오늘, 천연두가 지상에서 사라졌다고 발표했다.

All are not thieves that dogs bark at. 개가 짖는다고 모두 도둑은 아니다.

– 속담 –

소통 장애

'언제부터 그런 증세가 시작되셨어요?(의사)' '결혼하면서부터요. (환자)' 의사가 환자 결혼식에 가본 것도 아닌데 언제 결혼했는지 어떻게 아나. 의사는 한 달 되었다든지 2년쯤 되었다는 그런 얘기를 듣고 싶었던 건데 환자는 자기만 아는 말을 하고 있다. '여드름이 주로 턱에만 나세요?(의사)' '속이 안 좋으면 턱에 생긴다고 들었는데 맞나요?(환자)' 흔히 듣는 동문서답이다. **의사도 더 신중하게 질문하는 걸 연습해야하고 환자도 요점을 분명하게 전달하려고 노력해야 즐겁고 효과적인 진료가 가능해진다.**

He that has a great nose thinks everybody is speaking of it. 멋진 코를 가진 사람은 모든 사람들이 자기 코에 관해 얘기한다고 생각한다.
— 토머스 풀러 (Thomas Fuller, 영국역사가, 1608~1661) —

가벼운 성형시술 전성시대

얼굴에 주름이 생겨서 좋아할 사람은 없다. 그런데 주름을 적극적으로 치료해서 젊게 사는 사람이 있고 그냥 방치해서 실제보다 더 나이 들어보이게 사는 사람이 있다. 요즘은 성형 문턱이 많이 낮아졌고 대중화되었다. 점이나 검버섯을 빼는 것은 성형 축에도 못 낀다. **보톡스나 필러로 주름을 펴는 것도 '성형시술'이나 '쁘띠성형' 으로 부르며 본격적인 성형수술과는 차이를 둔다.** 성형에 대해 부담감을 가지는 분들도 레이저나 주사로 가볍게 젊어지는 것을 더 이상 부담스럽게 느끼지 않는 세상이다.

Have I not reason to lament what man has made of man? 인간이 스스로 만든 인간의 모습을 내 어찌 슬퍼하지 않을 수 있겠는가?
- 윌리엄 워즈워스 (William Wordsworth, 영국시인, 1770~1850) -

뭘 잘못 먹었나 고민부터 하는 사람들

피부염이나 두드러기로 피부과에 오는 많은 환자분들이 흔히 하는 말은 '제가 뭘 잘못 먹었는지…' 이다. 즉 상한 음식 같은 것을 먹고 식중독에 걸려서 피부가 이렇게 되었다는 것이다. **사실 상한 음식은 피부보다는 소화기 계통의 증상들을 더 많이 일으킨다.** 음식은 두드러기의 흔한 원인이기는 하지만 상한 것보다는 주로 '정상 상태의' 것들이 알레르기원으로 작용한다. 더구나 피부가 국소적으로 가려워지고 붉어지는 피부염은 음식이 원인인 경우가 별로 없다. 대개 외부자극이나 접촉이 중요한 원인이 된다.

Every dog has his day. 견공들도 한때가 있다. 쥐구멍에도 볕들 날이 있다.

— 속담 —

08 / 22

결혼하면 정말 여드름이 좋아질까

결혼하면 여드름이 좋아진다는 말이 있다. 결혼과 동시에 직장을 그만 두고 가정주부로 변신하던 옛날에는 가능성이 좀 있었겠지만 지금은 별로 들어맞지 않는 말이 되어버렸다. 결혼 후에도 다니던 직장을 그대로 다니는 여성들이 많기 때문이다. **이제는 가정과 직장을 모두 신경 써야하니 어떻게 보면 신경 쓸 일 즉 스트레스가 두 배로 늘어난 셈이다.** 그래서 결혼 전보다 피부가 안 좋아지는 여성분들도 많다. 결혼을 전후해서 꾸준히 자신의 피부 주치의가 되어줄 수 있는 피부과를 정해놓는 것이 좋다.

Language is not only the vehicle of thought; it is a great and efficient instrument in thinking. 언어는 사고의 운송 수단일 뿐 아니라, 사고를 하는 훌륭하고 효율적인 도구이다.

– 험프리 데이비 (Humphrey Davy, 영국화학자, 1778~1829) –

피부질환자는 사우나에 가면 되나 안 되나

온천이나 사우나에 붙어있는 '효능표'에는 신경통, 각종 피부질환, 부인병 등에 효과가 좋다는 말이 빠지지 않는다. 그런데 또 어디 한구석에는 '피부질환자 입욕금지'라고 써있는 경우가 있어 실소를 금치 못한다. **피부병이 전염된다는 생각 때문인 것 같은데 사실 전염되는 피부병은 얼마 되지 않는다.** 세균이나 곰팡이에 의한 질환이 전염될 가능성이 있지만 그나마 세균에 의한 급성감염질환이 아니라면 그 가능성도 별로 높지는 않다. 대개 다른 사람이 앉았던 자리를 깨끗이 비누로 씻고 앉는 정도로 충분하다.

Do nothing hastily but catching of fleas. 벼룩을 잡을 때를 제외하고는 어떤 일에서든지 성급하게 하지 말라.

– 속담 –

사각턱과 보톡스

턱의 양쪽이 두툼한 사람을 사각턱이라고 부른다. **사각턱은 얼마 전까지만 해도 턱뼈를 깎는 성형수술이 주류를 이루었지만 지금은 근육이 주로 큰 경우는 보톡스로 간단하게 해결한다.** 시술에 3분 정도 걸리고 주사 자국을 찾기도 어려울 정도로 생활에 불편함이 적다. 거울을 정면으로 바라보고 양쪽 어금니를 꽉 깨물어보자. 그리고 손으로 턱의 양쪽을 만져보자. 깨물기 전과 후에 단단해지는 차이가 잘 느껴지면 저작근(교근)이 발달해있다는 뜻이고 그것은 곧 보톡스 치료 효과가 클 것이라는 의미이다.

Ignorance is not innocence, but sin. 무지는 순수가 아니라 죄악이다.
– 로버트 브라우닝 (Robert Browning, 영국시인, 1812~1889) –

한국은 피부암의 안전지역인가

서양에서 피부암이 큰 문제가 되고 있는 것을 남의 집 불구경하듯 하면 안 된다. 미국에선 젊은 여성들의 몸통과 같이 햇볕에 잘 노출되지 않는 부위에 악성 흑색종이 호발하고 있는 사실을 들어 인공선탠이 피부암 급증의 중요한 원인인 것으로 보고 있다. **요즘 우리나라에도 인공선탠이 많이 대중화되었고 외국여행도 잦아져 한 겨울철에 일광화상을 입고 오는 사람들이 꽤 있다.** 자외선 노출이 늘고 자외선에 손상된 피부를 방치하는 경향마저 있는 우리나라에서도 조만간 피부암이 큰 사회문제로 대두될 것 같다.

Even thieves have their standard of good and evil. 도둑조차도 선악의 기준이 있다.

– 속담 –

피부는 비를 별로 좋아하지 않는다

산성비를 맞으면 머리가 빠진다는 말이 있다. 대개 pH(산성도) 5.6 이하부터 산성비로 분류되고 4.5 이하는 강산성비로 간주된다. 우리나라 비의 pH는 2006년에 평균 4.9로 1999~2002년의 평균 5.0~5.1보다 더 낮아졌고 서울지역은 강산성비가 자주 내리고 있다. 산성비는 자연생태계를 파괴하고 금속이나 건축물을 부식시킨다. **그런데 심장, 폐, 뇌신경 등의 손상에 대한 연구는 있는데 아직 탈모나 피부손상에 대한 체계적인 연구는 별로 없다.** 그래도 피부가 산성비에 계속 노출되어 좋을 리는 없다.

Love does not consist in gazing at each other, but in looking together in the same direction. 사랑은 두 사람이 마주 쳐다보는 것이 아니라 함께 같은 방향을 바라보는 것이다.

— 생텍쥐페리 (Antoine de Saint-Exupery, 프랑스소설가, 1900~1944) —

피부암이 생길까봐 두려운 미국사람들

암은 요즘 우리나라 사람들이 사망하는 원인 1위이다. 그 중에서도 위암, 폐암, 간암, 대장암 같은 것들이 가장 많다. 아직은 피부암으로 사망하는 경우는 적다.

그런데 미국의 경우 무려 1시간에 1명꼴로 악성흑색세포이라는 피부암으로 사망한다고 한다. 미국은 최근 들어 피부암 발생률이 크게 늘고 있어 고민이다. 미국인 5명중 1명꼴로 피부암에 걸릴 가능성이 있으며 햇볕에 다섯 번 이상 탈 경우 피부암 발생가능성이 두 배 증가한다는 경고도 나왔다.

Painted flowers have no scent. 그림의 꽃은 향기가 없다.

– 속담 –

습진을 가볍게 여기지 말라

전 국민이 가장 많이 사용하는 피부병 이름이 '습진'이 아닐까 한다. 습진 (eczema)은 피부염(dermatitis)과 거의 같은 의미다. 습진은 크게 열 가지 이상으로 나뉘는데 우리나라에서 가장 흔한 습진은 아토피피부염, 접촉피부염, 지루피부염으로 알려져 있다. **그런데 남자들이 팬티 속에 습진이 생겼다며 습진 연고를 바르다가 너무 심각해지고 가려워져 병원에 오는 경우가 많은데 대개 습진이 아닌 완선이라는 곰팡이질환이다.** 습한 곳에 생겼다고 다 습진이 아니며 아무데나 습진 연고를 발라서도 안 된다.

Shrouds have no pockets. 수의(壽衣)에는 호주머니가 없다.

– 속담 –

통통한 볼이 그리워라

통통했던 볼은 어디 가고 바짝 마른 볼살만 앙상하게 남는 것이 많은 사람들의 자연스런 노화과정이다. 볼이 꺼지면 아무래도 나이가 더 들어 보인다. 이지적이고 성숙해 보이는 면도 있지만 차갑고 고생을 많이 한 듯한 인상을 주기도 한다. **꺼진 볼에다 지방이나 필러를 주입하면 간단히 해결된다.** 지방은 저렴하지만 회복에 시간이 한 달 가까이 걸리고 번잡한 편이다. 필러는 다소 고가지만 부기가 거의 없어 즉시 일상생활 하는데 지장이 별로 없고 휴가를 낼 필요도 없다는 점이 장점이다.

We always have time enough, if we use it alright. 우리에겐 언제나 시간이 충분히 있다. 잘만 사용한다면 말이다.

– 괴테 (Johann Wolfgang von Goethe, 독일시인, 1749~1832) –

사춘기도 아닌데 왜 자꾸 여드름이 날까

여드름이 정말 싫다며 자기는 언제쯤 여드름이 멈추겠냐고 묻는 '어른'들이 많다. 이론적으로는 여드름은 평생 생길 수 있지만 충분히 조절가능하다. **성인여드름의 원인은 화장이나 스트레스에서 찾는 것이 보통이다.** 화장품은 라벨에 low comedogenic, non-comedogenic, for acne skin 등의 문구가 적힌 제품이 좋다. 화장을 안 지우고 자는 것은 자살골과 다름없다. 그리고 모든 종류의 정신적, 육체적 스트레스가 다 여드름을 유발할 수 있으므로 항상 즐겁고 무리하지 않게 살자.

We have no more right to consume happiness without producing it than to consume wealth without producing it. 재물을 스스로 만들지 않는 사람에게는 쓸 권리가 없듯이 행복도 스스로 만들지 않는 사람에게는 누릴 권리가 없다.
　　　　　　　　　　- 조지 버나드 쇼 (George Bernard Shaw, 영국극작가, 1856~1950) -

미인피부과 www.meinclinic.com

보톡스와 눈밑주름

개구쟁이 꼬마들의 눈 밑은 아주 매끈하다. **하지만 나이가 들면 눈 밑 지방은 점점 두둑해지고 다크서클은 진해지고 눈밑주름들이 자꾸 늘어나서 마음이 심란해진다.** 눈 밑은 건조해서 잔주름이 잘 생기고 자외선 노출이 많아 자연노화와 광노화가 모두 심하게 일어나는 곳이다. 눈밑주름은 보톡스로는 $50\sim60\%$ 정도의 개선이 이루어지는 정도지만 이 정도의 개선을 다른 치료로 얻는 것이 꽤 힘든 것이 사실이다. 폴라리스(고주파)나 화학 박피도 도움이 될 수 있고 심하면 하안검성형술을 받는 것도 고려해보자.

Young men have a passion for regarding their elders as senile. 젊은 사람들은 대체로 자기들보다 나이가 많은 사람 모두를 늙은이로 보는 버릇이 있다.
– 헨리 브룩스 아담스 (Henry Brooks Adams, 미국역사가, 1838~1918) –

코피지를 해결하려면

코피지가 잔뜩 낀 사람을 보면서 세련되다는 생각을 하기는 어렵다. 코피지는 얼굴에 별로 산경 안 쓰는 남자들은 물론 예쁜 여학생들에게서도 자주 본다. 깨끗한 세안만으로는 부족하다. **하지만 손으로 피지를 짜면 모공이 넓어지거나 곪거나 코 옆 혈관들이 늘어날 수 있으니 피하자.** 코 모공은 피지분비가 왕성한 활화산, 볼 모공은 불이 꺼진 사화산에 비유되며 각각 치료법에 차이가 있다. 피부과에서 피지분비억제제를 처방받는 것도 도움이 되고 코에만 다이아몬드 필링이나 폴라리스를 해주는 것도 효과가 좋다.

Old soldiers never die; They just fade away. 노병은 죽지 않는다. 다만 사라질 뿐이다.

— 더글라스 맥아더 (Douglas MacArthur, 국제연합군최고사령관, 1880~1964) —

전기로도 털을 없앤다

전기 제모라고 혹시 들어보았는가. 영구 제모가 레이저 제모와 거의 같은 의미로 쓰이고 있는 요즘은 듣기 힘든 말이다. **하지만 레이저와 전자장비가 지금처럼 발달하기 이전에는 병원에서는 주로 전기로 제모해왔다.** 전기 제모는 통증이 심하고 재발율이 높으며 흉터발생 가능성도 배제할 수 없다는 것이 단점이다. 무엇보다도 시간이 너무 많이 걸린다. 다리 전체 제모에 보통 10시간 이상 소요되니 레이저 제모의 30분에 비하면 말 다했다. 지금은 레이저에 잘 반응하지 않는 털을 끝내기 위해 사용되는 정도다.

Accurst be he that first invented war. 전쟁을 처음 생각해낸 자는 저주를 받을지어다.
– 크리스토퍼 말로우 (Christopher Marlowe, 영국극작가, 1564~1593) –

얼굴피부를 완전히 뜯어고칠 수 있다면

얼굴피부를 완전히 깎아내서 아기피부처럼 전혀 새로운 피부를 가져보고 싶다는 분들을 만난다. **피부 때문에 얼마나 고민을 많이 했을까 생각하면 피부과 의사로서 가슴이 아려온다.** 이런 효과를 표방한 치료가 몇 개 있기는 하다. 하지만 아직 효과와 안전성에 대해 많은 피부과 의사들이 확신이 없고 필자도 마찬가지다. 한 번이 아니라 몇 번에 걸쳐 조금씩 새로운 피부로 변해보고 싶다면 괜찮은 방법들이 있다. 폴라리스 같은 고주파 레이저와 셀라스를 비롯한 프랙셔날 레이저, IPL 등을 잘 활용하면 점점 좋아진다.

I was never less alone than when by myself. 나는 혼자 있을 때 가장 외롭지 않았다.

            - 에드워드 기본 (Edward Gibbon, 영국역사가, 1737~1794) -

의료보험과 피부질환

피부과에 가면 치료비가 비싼 줄 알고 아무 연고나 바르면서 버티는 분들이 있다. 또 어떤 분들은 자기 질환이 왜 비보험이냐며 민원을 넣겠다고 반협박을 하는 분들도 있다. 아는 것이 힘이다. **현재 우리나라에선 미용목적 또는 생활에 지장이 적은 질환에 대해서는 의료보험적용이 안 된다.** 즉 무좀, 습진, 두드러기, 건선 등은 보험적용이 되고 점이나 주름 치료, 여드름, 한관종 등은 비보험이다. 사마귀는 대개 비보험이지만 통증 때문에 보행 장애가 있는 발바닥사마귀는 보험적용이 된다.

A cold head and a warm heart. 차가운 머리와 따뜻한 가슴.

— 속담 —

05 / 17

검버섯은 왜 생기는가

검버섯은 20대에도 생기지만 그래도 50은 넘어야 큼지막한 검버섯들이 보이기 시작한다. 처음엔 연한 갈색이었다가 점점 진해지는 경향이 있고 편평한 것부터 사마귀처럼 튀어오르는 종류까지 다양하다. 얼굴, 목, 가슴 등 피지선 분포가 많은 부위와 팔, 다리 등 자외선 노출이 많은 부위에 호발한다. **따라서 검버섯의 원인은 자연적인 피부노화와 자외선에 의한 광노화를 모두 중요하게 생각한다.** 유전적인 경향도 있다. 그리고 갑자기 가려운 검버섯이 등 같은 곳에 많이 생기면 정밀검사를 위해 꼭 피부과를 방문해야 한다.

Music can name the unnamable and communicate the unknowable. 음악은 이름 지을 수 없는 것들을 이름 짓고 알 수 없는 것들을 전달한다.

– 레너드 번스타인 (Leonard Bernstein, 미국지휘자, 1918~1990) –

점순이를 탈출하자

08 / 14

우리 주위에 점이 한두 개 없는 사람은 거의 없다고 할 수 있다. 사실은 다들 점이 굉장히 많다. 서양인들은 평균 40개, 한국인은 20~25개의 점을 가지고 있다고 한다. 점은 20~29세 사이에 가장 많이 생기고 이후 점점 줄어들다가 60대 이후에는 없어지는 경향이 있다. **하지만 손자 볼 나이가 되어서야 점이 흐려지는 것을 도저히 기다릴 수 없는 점순이와 점박이들은 두 말 말고 가까운 피부과를 방문해보자.** 생각보다 점 빼는 환자도 많고 또 시술도 표준화되어있어서 기분이 좋아질 것이다.

The human heart is like a ship on a stormy sea driven about by winds blowing from all four corners of heaven. 사람의 마음은 하늘 사방에서 세차게 불어오는 바람에 이리저리 휩쓸리며 파도에 밀려다니는 조각배와도 같다.

— 마르틴 루터 (Martin Luther, 독일 종교개혁가, 1483~1546) —

점을 뺀 뒤의 주의사항 (4)

아직 햇볕이 강하게 느껴지지 않는 계절이어서 점 빼러 오시는 분들이 많다. 그런데 점을 뺀 뒤의 사후관리가 잘 안되시는 분들이 있어 안타깝다. 피부과에서는 대개 점 뺀 부위에 바르도록 항생제나 피부재생 연고 같은 것을 처방해준다. 나중에 덧나거나 곪거나 흉터가 남기 싫으면 딱지가 떨어지지 않게 조심해서 열심히 연고를 바르는 것이 좋다. **다만 너무 두껍게 '떡칠' 해놓으면 나중에 연고 자체가 딱지처럼 두꺼워져 약효가 떨어지고 보기에 좋지 않고 떼어내기도 어렵다.** 얇게 바르는 것으로 충분하다.

Frailty, thy name is woman. 약한 자여 그대 이름은 여자이니라.

– 속담 –

기미는 어떻게 치료하나

기미 치료법은 대단히 다양하다. 이 말은 확실한 방법이 없다는 뜻이기도 하다. 하지만 기미 치료를 포기할 수는 없다. 의학적으로 검증된 좋은 치료법들을 적절히 조합해서 각자에게 맞게 적용한다면 기대이상의 좋은 결과를 기대할 수 있다. 바르는 미백 연고는 일단 기본이고 경우에 따라 먹는 약이 큰 효과를 보이기도 한다. 비타민 C 이온 치료를 매주 받는 것이 현명한 방법이고 IPL 시술도 좋다. **최근에 피부과 의사들이 가장 선호하는 치료는 레이저 토닝으로 1주 간격으로 5~10회 이상 시술받는다.**

The bite hides the hook. 낚싯밥은 바늘을 숨기고 있다.

– 속담 –

문신은 어떻게 지우나

05 / 19

피부과 의사 생활을 하다보니 팔 문신을 지우려고 담배로 지져서 흉터까지 생긴 젊은이들을 심심찮게 본다. 문신을 할 때도 비의료인들에 의해 고통스럽게 하고 지울 때도 이런 무지한 방법을 쓰는 사람들이 있다. 칼로 파내려다 칼 자국이 잔뜩 난 사람도 보았다. **피부과에 가면 엔디야그나 알렉산드라이트 레이저로 쉽게 치료한다.** 깊지 않으면 1~2회로 끝나고 깊으면 3~5회 정도 시술한다. 요즘은 자연스러운 반영구 문신을 새로 받기 위해 옛날에 했던 눈썹 문신을 지우러 오시는 중년 여성분들도 많다.

It is my intention to present – through the medium of photography – intuitive observations of the natural world which may have meaning to the spectators.
내 의도는 관객에게 의미 있을 것 같은 자연에 대한 직관적인 관찰을 사진이라는 매체를 통해 보여주는 것이다.

— 안셀 아담스 (Ansel Adams, 미국사진작가, 1902~1984) —

여드름 흉터 때문에 마음고생이 심한 사람들

여드름을 앓고 지나간 자리에 푹 파여 있는 흉터가 있다면 한숨만 쉬지 말고 적극적으로 치료를 받아보자. 많이 시행되고 있는 치료법은 우선 크로스, 도트 필링 등으로도 알려진 화학 박피가 있고 피부를 완전히 대패질하듯이 깎아내는 레이저 박피도 강력하다. 이들은 모두 7~10일간의 휴가기간을 필요로 한다. **셀라스나 프락셀 등으로 대표되는 프랙셔날 레이저는 일상생활을 하면서 흉터를 치료받을 수 있어 요즘 인기다.** 급하게 며칠 만에 효과를 봐야한다면 필러 주사가 아주 유용하다.

He who holds the ladder is as bad as the thief. 사다리를 남의 집 앞에 걸쳐놓는 것은 도둑과 다를 바 없다.

– 독일속담 –

족집게로 털 뽑는 취미

별로 즐거운 일은 아니지만 주기적으로 족집게 하나 들고 욕실로 향하는 젊은 아가씨들이 많다. 남자들에겐 비밀이라지만 피부과 의사는 안다. 족집게는 털을 없애는 자가요법으로 가장 손쉬운 방법일 것이다. 하지만 멀쩡한 털을 자꾸 힘을 주어 뽑아내면 모낭에 손상을 주어 모낭염이 발생하고 심한 경우 흉터가 생길 수도 있다. 당장은 간편한 치료로 생각하지만 장기적으로 보면 털 뽑는데 들이는 시간적 정신적 스트레스가 크고 부작용의 가능성도 많아 전혀 권하고 싶지 않다.

A writer must refuse to allow himself to be transformed into an institution. 작가는 스스로 제도화되기를 거부해야 한다.

— 장폴 사르트르 (Jean-Paul Sartre, 프랑스철학자, 1905~1980) —

해파리 피부염

우리나라에선 아직 흔하지 않지만 더운 나라에 다녀오신 분들 중에는 해파리 피부염 때문에 고생하시는 분들이 종종 있다. 해파리의 긴 촉수들이 팔다리에 감기면서 독침이 피부를 찔러 심하게 가렵고 따갑고 화끈거린다. **외국에는 치명적인 독을 가진 해파리들도 있어서 바로 병원으로 가는 것이 상식인데 우리는 물파스 같은 것만 바르다가 시간을 허비한다.** 초기 치료를 잘 못하면 나중에 채찍 모양의 자국이 오랫동안 남아서 보기 흉하다. 해파리에 쏘인 것 같으면 얼음찜질을 하면서 빨리 병원을 찾아가자.

Knowledge of human nature is the beginning and end of political education.
인간 본성에 대한 지식이 정치적 교육의 시작이자 끝이다.
— 헨리 브룩스 아담스 (Henry Brooks Adams, 미국역사가, 1838~1918) —

눈에 안 보이는 수백, 수천 개의 구멍을 뚫어 치료한다

요즘 세계적으로 프랙셔날 레이저가 인기다. 셀라스나 프락셀이 대표적인데 과연 어떤 경우에 효과적일까. **우선 모공에 대해서 현존하는 가장 진보된 방법으로 평가받고 있다.** 셀라스의 레이저빔은 피부 깊이 약 1.5mm까지 들어가며 수많은 미세치료구역(MTZ)을 만들고 거기에 새로운 살이 차오르면서 모공들이 좁아진다. 같은 원리로 여드름 흉터에도 효과가 크고 기존에 별다른 좋은 치료법이 없었던 튼살, 화상흉터, 수술 자국, 켈로이드 등의 치료에도 서광을 비추고 있다. 잔주름이 펴지고 피부탄력도 증가한다.

He knows most who speaks least. 말스가 적은 사람이 많이 아는 사람이다.

– 속담 –

먹는 여드름 약은 너무 독하지 않나요

피부과 의사의 지도에 따라 일정기간 동안 일정용량의 여드름 약을 먹는 것은 **전혀 문제될 것이 없다.** 먹는 여드름 약은 항생제와 합성비타민 A 제제가 대표적이다. 전자는 세균을 죽이거나 염증을 완화시켜 여드름을 치료하는 것으로 소화장애와 내성균생성을 조심하면 된다. 후자는 로아큐탄®(RoAccutane®)이라는 상품명으로 잘 알려져 있고 특히 중증 여드름에 탁월한데 입술건조증은 충분히 예상되는 경미한 불편사항이며 아기에게는 확실히 해로워 제약사에서는 결혼 1개월 이전에 끊는 것을 권장하고 있다.

Solitary trees, if they grow at all, grow strong. 고독한 나무가 자라기만 한다면 강하게 자란다.

– 윈스턴 처칠 (Winston Churchill, 영국정치가, 1874~1965) –

보톡스를 맞으면 부자연스러워질까

보톡스를 맞고 표정이 부자연스러워졌다는 이야기를 어디선가 들어본 일이 있을 것이다. 사실 이런 문제는 보톡스 초창기 때부터 있었다. 그때는 이마가 빳빳하게 다리미질한 것처럼 펴져서 눈썹 하나 움직이지 않는 수준이 되어야 한다고 의사나 환자나 생각했었다. **그런데 지금은 그게 얼마나 부자연스러운지 잘 알기 때문에 필자를 비롯해서 많은 전문가들은 어느 정도 눈썹의 움직임을 살리면서 치료하고 있다.** 가급적 경험 많은 의사에게 시술받는 것이 중요한 이유이다.

Years know more than books. 나이가 책보다 더 많이 알고 있다.

– 속담 –

담배피우는 그대는 빨리 늙는 여자

요즘 젊은 여성들은 자외선에 대해서는 꽤 신경을 쓴다. 어디 갈 때 꼭 선크림을 챙긴다. 그런데 흡연에 대해선 느긋하다. **흡연이 다이어트용으로 효과가 없다는 사실이 이미 밝혀졌지만 스트레스 해소 목적인지 흡연하는 여성들이 아직도 꽤 있다.** 흡연은 피부에 확실히 해롭다. 피부과 교과서에 따르면 주름과 흰머리의 정도는 하루 한 갑씩 담배를 피운 연수에 비례한다. 자외선에 노출될 때 흡연자가 비흡연자보다 훨씬 깊게까지 광노화가 진행된다. 피부의 건조와 위축도 유발하고 피부암의 발생율도 증가한다.

In politics, if you want anything said, ask a man. If you want anything done, ask a woman. 정치에서 말이 필요하면 남자를 찾고 행동이 필요하면 여자에게 청하라.
　　　　　　　　　　　　　　　– 마가레트 대처 (Margaret Thatcher, 영국수상, 1925~) –

며칠 후에 선보는데 여드름 흉터를 어찌하오리까

살다 보면 정말 급하게 흉터를 해결해야할 때가 있다. 그런데 피부과에서 박피나 레이저로 여드름 흉터나 수두 자국을 치료하려면 몇 달은 기본으로 걸린다. 급하게 면접이나 선 또는 결혼식을 앞두고 있을 때는 그림의 떡이다. 이럴 때 낙담하지 말고 필러 전문병원을 찾아가면 뜻밖의 길을 발견할 수 있다. **필러 주사로 흉터의 파인 부분을 일일이 채우는 치료인데, 박피를 서너 번 이상 받은 효과를 한 번에 얻을 수 있고 즉시 일상생활을 하는데 별 지장이 없다.** 효과는 6~12개월 지속된다.

Nothing is more despicable than respect based on fear. 두려움 때문에 갖는 존경심만큼 비열한 것은 없다.

– 알베르 까뮈 (Albert Camus, 프랑스작가, 1913~1960) –

미인피부과 www.meinclinic.com

시원한 피부과 소파에 앉아만 있어도

한창 무더위가 기승을 부리니 에어컨이 빵빵한 곳의 소파에는 여지없이 손님들이 많이 앉아있다. 볼 일이 다 끝났거나 특별한 볼 일이 없어도 계속 앉아서 독서나 핸드폰 같은 것을 한다. 얼얼할 정도로 시원한 피부과에도 소파에 사람들이 많다. **가는 손님은 뒤꼭지가 예쁘다는 속담이 있기는 하지만 그래도 피부과 소파에 사람들이 많이 앉아있는 건 좋은 일이다.** 거기에 앉아있다 보면 다른 사람들은 피부에 어떤 문제를 가지고 있는지, 요즘 반응이 좋은 치료법은 어떤 것들이 있는지 자연스럽게 교육이 되기 때문이다.

Learn as if you would live forever; live as if you would die tomorrow. 영원히 살 것처럼 배우고, 내일 죽을지 모르는 것처럼 살아라.
– 마하트마 간디 (Mahatma Gandhi, 인도 민족운동지도자, 1869~1948) –

학을 떼겠다

우리말 관용어 중에는 피부병과 연관된 것들이 꽤 있다. 어려운 곤경에 처해서 진땀을 뺄 때 또는 간신히 그 상황에서 벗어났을 때 '학을 떼다' 라는 표현을 쓴다. 여기서 '학' 은 학질 즉 말라리아다. **다시 말해 '학을 떼다' 라는 말은 '죽을 뻔했던 학질의 위험에서 벗어난다' 는 뜻이다.** 말라리아는 매년 세계적으로 3억 명 이상이 감염되어 100만 명 이상이 죽는 무서운 열병이다. 말라리아는 과거 우리나라에 매우 흔했고 지금도 매년 2천명 이상 감염되고 있으니 우리나라에 학을 떼야 할 사람들이 꽤 많다.

Imagination is more important than knowledge. 상상력이 지식보다 중요하다.
– 알베르트 아인슈타인 (Albert Einstein, 유대인물리학자, 1879~1955) –

미인피부과 www.meinclinic.com

팔자주름 펴서 팔자 좀 펴보자

총각 때 찍은 사진과 중년이 되어 찍은 사진을 비교해보면 여러 가지 차이가 있다. 가장 두드러진 변화 한 가지는 코 옆에서 시작해 입술 옆으로 길게 八구 모양으로 뻗어 내려오는 소위 팔자주름이다. 나이가 들면 누구나 팔자주름이 심해진다. 그런데 웬지 어둡고 침울하고 고생한 인상까지 준다. 간단히 치료할 수 있다는 사실을 잘 모르는 분들이 의외로 많은 것 같아 안타깝다. **팔자주름은 숙련의에게 가서 필러시술이라는 것을 받으면 가볍게 10년은 젊어진다.** 치료에는 10분밖에 안 걸린다.

The most important office is that of private citizen. 가장 중요한 공직은 일반 시민이라는 것이다.

— 루이스 브랜다이스 (Louise D. Brandeis, 미국대법원판사, 1856~1941) —

대머리 치료의 새로운 지평

피부과 의사들은 머리 심는 수술 말고 대머리를 어떻게 치료할까. 우선 바르는 약이 있다. FDA에서 승인한 미녹시딜 성분의 제품이 주로 이용되며 여자는 3%, 남자는 5%짜리를 쓰고 주로 탈모 초기에 효과가 있다. 그리고 1997년에 FDA에서 최초의 먹는 탈모 치료제로 허가받은 피나스테라이드 성분의 먹는 약(프로페시아)이 있다. 하루 한 알만 먹으면 되고 별 부작용이 없어 인기다. 머리가 다시 나는 것은 3~6개월 복용 후 느낄 수 있고 1년 이상 복용하는 것이 좋다. 20세기 최고의 신약 중 하나.

History is more or less bunk. 역사란 얼마간은 터무니없는 속임수이다.
— 헨리 포드 (Henry Ford, 미국기업인, 1863~1947) —

벌레 물린 것 얕잡아보지 말고

산이나 들에 갔다가 벌레에 물렸다며 퉁퉁 부은 손이나 발을 보여주시는 분들이 많다. 도시에서 흔히 접하기 어려운 독성이 강한 벌레들이 많기 때문이다. **야외에서는 항상 신발을 신고 있는 것이 좋고 소위 풀독을 막기 위해서라도 풀숲을 지날 때는 긴팔 옷과 긴바지를 입는 것이 좋다.** 냉찜질과 물파스, 항히스타민제나 종합감기약 등으로 어느 정도 호전될 수 있지만 증상이 심하면 빨리 피부과에 가서 치료받는 것이 지혜롭다. 호미로 막을 수 있는 것을 가래로 막는 분들이 적지 않기 때문이다.

A rat in a trap. 독 안에 든 쥐.

– 속담 –

05 / 26

1948년 제네바 선언

의사가 되면 히포크라테스 선서라는 것을 하는데 원문 그대로는 아니고 세계의 사협회에서 1948년에 원문을 현대식으로 수정한 제네바 선언을 사용하고 있다. '이제 의업에 종사할 허락을 받음에, 나의 생애를 인류봉사에 바칠 것을 엄숙히 서약하노라…' 로 시작하는 이 선언문에는 '비록 위협을 당할지라도 나의 지식을 인도에 어긋나게 쓰지 않겠노라' 는 조항이 들어 있다. 이는 제네바 선언이 만들어지기 직전에 행해졌던 나치의 반인륜적인 의학적인 범죄에 대한 경고와 재발방지의 의미가 들어있는 문구다.

Age imprints more wrinkles in the mind than it does on the face. 늙은이는 얼굴보다 마음에 더 많은 주름이 있다.

– 속담 –

미인피부과 www.meinclinic.com

일광화상을 입었을 경우

물가에서 한참 뛰놀다보면 뜻하지 않게 일광화상을 입을 수 있다. 예방을 위해서는 자외선 차단제를 자주 듬뿍 발라주는 것이 중요하다. 특히 목 뒤나 어깨, 팔, 등 부위에도 골고루 잘 발라주어야 한다. **가벼운 일광화상을 입은 경우는 차가운 얼음팩이나 오이팩 같은 것을 해주고 여의치 않으면 아이스크림이라도 발라준다.** 항히스타민제나 종합감기약을 사먹으면 가려움증이 줄어든다. 통증이 심하고 물집까지 생기면 지체 없이 피부과에 가서 치료받도록 한다. 그리고 계속 햇볕에 노출되는 것을 절대적으로 피해야 한다.

A storm in a teacup. 컵 속의 폭풍우.

– 속담 –

05 / 27

네일아트와 손톱건강

젊은 여성들의 손톱, 발톱을 보면 현란하기 짝이 없다. 단순한 매니큐어 수준을 넘어서서 소위 네일아트를 한 것이다. 요즘은 네일아트샵도 많아졌고 집에서 하는 키트도 구하기 쉽다. **그런데 예쁘게 보이는 것은 잠깐이요 손톱건강이 한번 손상되면 그 폐해는 오래 가니 주의를 요한다.** 장기간 자주 시술받거나 위생적이지 않은 곳에서 서툴게 시술하면 세균감염, 조갑주위 정상피부의 손상, 손톱 변형 등이 나타날 수 있다. 네일아트 때문에 손발톱무좀이나 기타 조갑질환을 늦게 발견하게 되기도 한다.

How often misused words generate misleading thoughts! 오용된 말이 얼마나 흔히 오도된 생각을 낳고 마는가!

– 헐버트 스펜서 (Herbert Spencer, 영국철학자, 1820~1903) –

08 / 04

방수되는 자외선 차단제

자외선 차단제에 water-resistant 또는 water-proof라고 적힌 표시를 본 일이 있을 것이다. 땀이나 물기에 잘 견딘다는 뜻이다. 그런데 그 정확한 의미를 알고 써야 한다. 위의 두 문구는 각각 물속에서 40분과 80분을 견딜 수 있다는 의미이다. **따라서 아무리 좋은 차단제라도 수영장에서 자주 물에 들어가는 경우 1~2시간마다 계속 발라줘야 한다.** 필자는 바닷가에 며칠 있다가 오시는 분들에게는 자외선 차단제를 한 통 이상 쓰고 오시라고 말씀드린다. 내년에 또 쓸 생각은 바닷가에 버리고 오시길.

The Constitution, in all its provisions, looks to an indestructible Union composed of indestructible States. 모든 조항에 있어 헌법은 강력한 州로 이루어진 불멸의 연방국을 목적으로 한다.

— 새먼 체이스 (Salmon P. Chase, 미국정치가, 1808~1873) —

자외선만 피해도 덜 늙는다

나이가 들면서 하나 둘 자연스럽게 늘어나는 주름이 반드시 나쁜 것은 아니다. 하지만 주름이 많으면 실제보다 나이도 더 들어 보이고 부정적인 인상을 줄 수도 있다. 주름 예방법으로는 우선 일광노출을 가급적 줄이는 것이 중요하다. 같은 나이의 서울과 농촌 중년여성의 얼굴피부를 보자. 서울 여성은 자외선 차단제를 적극적으로 바르고 햇볕을 조심하지만 농촌 여성은 일광에 그대로 노출되면서 야외에서 주로 생활한다. **서울 사람이 볼 때는 농촌 사람이 10~20년 나이가 더 들어 보이는 경우가 상당히 흔하다.**

A good medicine tastes bitter. 좋은 약은 입에 쓰다.

– 속담 –

미인피부과 www.meinclinic.com

거울 대용 핸드폰

08 / 03

어떤 책에 보니 폴더형 핸드폰을 낮잠 잘 때 안대처럼 사용하는 아이디어가 나와 있었다. 거기에는 진동이 울리면 악몽에 시달리므로 주의하라는 친절한 설명도 붙어있었다. 요즘은 핸드폰을 다양하게 활용하는 것이 유행인 것 같다. 핸드폰을 거울처럼 사용하는 사람들도 자주 본다. **스크린이 깨끗하면 그냥 거울처럼 비춰보는 것이 가능하고 셀프카메라 모드로 해놓고 보는 사람들도 있다.** 코털이나 코피지가 자주 끼는 분들은 핸드폰을 거울로 자주 활용하면 좋을 것 같다.

A friend in need is a friend indeed. 곤경에 빠졌을 때의 친구야말로 참다운 친구이다.

– 속담 –

호박꽃도 꽃이다

얼굴이 별로인 여자를 보고 '호박꽃도 꽃이냐' 는 말을 하는 사람들이 있는데 편견의 극치를 보여준다. 장애인 비하발언을 하면 사회에서 생매장되듯 앞으로는 누구보고 못 생겼다고 하면 큰 코 다칠 지도 모른다. 호박꽃은 수수하게 생긴 노란색 꽃으로 혹평을 받을 정도로 못생기지는 않았다. **화장하지 않은 순박한 여인네의 얼굴 같아서 오히려 정감이 간다.** 화장범벅으로 사는 여자들 틈에서 오히려 은은하고 청초한 빛이 난다. 호박이 넝쿨째로 굴러 떨어졌다는 말도 있듯 이 호박은 행운의 상징일 수도 있다.

A fool may talk, but a wise man speaks. 어리석은 자는 지껄이지만 현명한 자는 이야기한다.

– 속담 –

자고 나면 얼굴이 구겨지는 사람들

자는 습관에 따라 얼굴주름이 심해질 수 있다. 항상 한쪽으로 돌아누워 자거나 엎드려 자는 습관이 있는 분들의 얼굴을 자세히 살펴보자. 팔자주름이나 눈가주름이 한 쪽만 더 심한 경우가 많다. **몇 시간 동안 한 쪽 피부가 강하게 눌리는 것이 수 년, 수십 년간 반복되기 때문이다.** 아예 sleep line이라고 부르는 특이한 형태의 주름들이 생기기도 하는데 잘 없어지지 않는다. 이런 주름들은 너무 심해서 보톡스만으로 잘 치료되지 않는다. 피부가 구겨지지 않는 좋은 수면습관을 들이자.

A friend in power is a friend lost. 힘 있을 때 친구는 친구가 아니다.
 – 헨리 브룩스 아담스 (Henry Brooks Adams, 미국역사가, 1838~1918) –

운동하다 생긴 손발의 물집

테니스나 골프 초보자들은 라켓이나 골프클럽과 닿는 손 부위에 물집이 생기기 쉽다. 행군을 많이 하는 군인의 발바닥이나 아직 굳은살이 많지 않은 목공의 손바닥에도 물집이 쉽게 생긴다. 이렇게 압력과 마찰을 같이 받는 부위에 생기는 물집을 마찰성 수포(friction blister)라고 한다. 열과 습기가 있으면 더 잘 생긴다. **마찰성 수포가 생기면 무턱대고 '따지' 말고 항생제 연고를 바르고 일회용 밴드를 붙이면서 지내는 것이 좋다.** 그리고 밴드, 장갑, 양말 등을 적절히 활용하여 마찰 부위를 보호하는 것이 중요하다.

There are many laws in the putrefied society. 부패한 사회에는 많은 法이 있다.

– 속담 –

자외선 차단제는 화장품이 아니다

어느 잘 생긴 탤런트가 침대광고 CF에 나와서 '침대는 가구가 아닙니다. 과학입니다.'라고 말했더니, 초등학교에서 가구가 아닌 것을 묻는 문제에 많은 아이들이 침대에 동그라미를 쳤다는 웃지 못 할 이야기가 있었다. 필자는 이런 말을 하고 싶다. '자외선 차단제는 화장품이 아닙니다. 과학입니다' 라고. 시험문제에 다음 중 화장품이 아닌 것을 고르라는 짓궂은 문제가 나와도 어쩔 수 없다. **자외선 차단제는 미용을 위한 화장품이 아니며 많은 과학적인 연구들의 산물이다.** 피부과 의사들에게는 거의 약으로 여겨진다.

A bird in the hand is worth two in the bush. 손안의 한 마리 새가 숲 속의 두 마리보다 낫다.

– 속담 –

여성용 향수를 향에 따라 분류하면

현대여성에게 향수는 필수품이다. 여성용 향수에는 오렌지, 레몬 등의 상큼한 향이 나는 '시트러스', 여러 꽃향기들이 어우러진 '플로럴', 중동지역의 향이 형상화된 '오리엔탈', 지중해 사이프러스 섬에서 나는 향의 이미지를 형상화한 '시프레' 계열이 있다. **시트러스 계열은 외향적이고 여름철 향수로 적합하며 커리어우먼들에게 인기다.** 그에 비해 플로럴 계열은 향이 진하지 않고 은은하며 여성용 향수의 대부분을 차지하고 오리엔탈 계열은 무겁지만 신비롭고 관능적인 느낌을 주어 겨울철이나 파티에 적격이다.

If a man will begin with certainties, he shall end in doubt; but if he will be content to begin with doubts he shall end in certainties. 확신을 가지고 시작하는 사람은 회의로 끝나고 기꺼이 의심하면서 시작하는 사람은 확신을 가지고 끝내게 된다.
　　　　　－ 프랜시스 베이컨 (Francis Bacon, 영국철학자, 1561~1626) －

남자들은 왜 면도를 하나

성인남자가 아침에 해야 할 일 세 가지는 면도, 머리손질, 그리고 부인에게 키스하는 일이다. 수염은 잘 기르면 개성을 살릴 수도 있지만 어설프게 방치해두면 미용에도 좋지 않고 피부건강에도 나쁘다. **수염은 머리카락과 마찬가지로 피지로 감싸여 있어 잘 씻지 않으면 피지가 뭉쳐 피부를 자극하고 결국 세균이 번식하게 되어 여드름이나 피부염으로 발전하고 불쾌한 냄새도 난다.** 따라서 개성표현을 위해서가 아니라면 피부보호 차원에서도 면도는 가급적 하는 것이 좋다는 것이 전문가들의 의견이다.

Beauty is in the eye of the beholder. 아름다움은 보는 사람 눈에 달려있다. 제 눈에 안경이다.

– 속담 –

자외선에 대해 아는 만큼 이긴다

06 / 01

뜨거운 태양이 작열하는 여름날, 바닷가나 산등성에서 보내는 한나절만큼 청량감을 주는 일도 없을 것이다. 그러나 여름철은 각종 피부질환이 발생하거나 악화되기 쉬운 계절이며 특히 햇볕에 노출되는 피부는 다른 세 계절 내내 짜증과 후회의 원인이 되기도 한다. 여름은 아무래도 피부에는 어려운 계절인 것 같다. 지금 생각해보면 무모한 일이지만, 한 때 바캉스를 다녀왔다는 표시로 온 몸이 새까맣게 탄 것을 자랑하던 시절이 있었다. **자외선에 대해 많이 알수록 쓸데없는 피부손상도 줄어들 것이다.**

A poor man with nothing in his belly needs hope, illusion, more than bread. 가난한 사람에게 필요한 것은 빵 따위가 아닌 그 이상의 것, 즉 희망이나 환상이다.

– 속담 –

미인피부과 www.meinclinic.com

의사일까 환자일까

진료실에 들어오자마자 자기 병은 자기가 잘 안다며 특정 약을 쓰면 좋아지니 그걸로 달라고 말씀하시는 분들이 간혹 있다. 하루에 한 번 먹으라고 하면 다른 병원에선 두 번 먹으랬다며 따질 기세다. 누가 의사인지 구분이 잘 안 된다. 의사를 신뢰하지 못하는 무슨 이유가 있으신 걸까. 아니면 진료시간이 길어져 의사선생님이 피곤해 하실까봐 그러시는 걸까. 대개 이런 경우는 최상의 진료를 받기가 어렵다. **환자가 시비조로 나오면 의사도 마음 문을 닫게 되고 그럼 더 이상의 진료가 불가능해지기도 한다.**

Every writer is a frustrated actor who recites his lines in the hidden auditorium of his skull. 작가는 모두 머리 속에 감춰 놓은 비밀의 극장에서 홀로 대사를 읊는 좌절한 배우이다.

– 로드 설링 (Rod Serling, 미국작가, 1924~1975) –

자외선의 종류와 그 의미

06 / 02

태양광선은 파장에 따라 자외선, 가시광선, 적외선으로 나누고 이중 자외선에는 A, B, C의 세 가지가 있다. 자외선 C는 오존층이 막아주어 지표면에는 거의 내려오지 않고 자외선 B는 피부의 표피에서 거의 흡수되거나 산란되어 기미, 주근깨, 일광화상 등을 일으킨다. 자외선 A는 가장 파장이 길어 피부 깊숙이 들어가며 피부암이나 피부노화와 관련이 있다. **자외선 A의 홍반형성능력은 B의 1000분의 1에 불과하지만 일광 속에 A가 B보다 10~100배 더 많으므로 자외선 A에 의한 일광화상도 무시할 수 없다.**

If a man takes no thought about what is distant, he will find sorrow near at hand.
사람이 먼 일을 생각하지 않으면 바로 앞에 슬픔이 닥치는 법이다.
    - 공자 (Confucius, 중국철학자, BC551년~BC479년) -

친절한 피부과 의사

어느 영화제목이 아주 인상적이었다. 친절한 금자씨. 영화내용은 별개로 하고 친절한 의사로 살려는 사람들이 많다. 소화기내과 의사들이 주머니에 손을 넣고 진료하는 것을 볼 때 거만하다고 여기지 말라. 환자 복부를 진찰할 때 손이 차가워서 환자가 깜짝 놀라지 않게 하기 위해서다. 피부과 의사도 노력을 많이 한다. **환자의 얼굴을 자주 만져야하므로 손을 자주 씻고 손끝과 손목엔 향수도 뿌려둔다.** 치료실에 누워있으면 의사가 오기 전에 간호사들이 먼저 환자의 다리나 가슴 부위에 수건을 덮어놓아 환자를 안심시킨다.

Still, there is a calm, pure harmony, and music inside of me. 아직도 내 안에는 고요하고 순수한 조화, 그리고 음악이 있다.

– 빈센트 반 고흐 (Vincent van Gogh, 네덜란드 화가, 1853~1890) –

뭐든지 초기에 치료해야 즐겁다

아무리 좋아하던 음악도 핸드폰 모닝콜 알람소리로 해 놓으면 곧 지겨운 음악으로 바뀔 수 있다. 스트레스 상황과 연관된 어떤 장소는 생각만 해도 머리가 아파온다. 피부과에 가는 것을 두려워하는 사람들이 있다. 특히 여드름이 심한 환자들이 그렇다. 치료과정이 아프고 고통스럽기 때문이다. **하지만 어떤 문제든지 초기에 피부과에 가면 쉽게 해결되는 것이 보통이다.** 여드름이 수백 개가 될 때 피부과를 방문하면 정말 아픈 기억만 남을 수도 있다. 피부과는 스트레스가 풀리는 곳이지 쌓이는 곳이 아니다.

A hungry man is not a free man. 배고픈 사람은 자유로운 사람이 아니다.
— 아들라이 스티븐슨 (Adlai Stevenson, 미국정치가, 1900~1965) —

겨드랑이에서 시큼한 냄새가

겨드랑이에서 시큼한 냄새가 나는 증상을 암내(액취증)라고 부른다. 치료는 어떻게 할까. 항균비누나 국소항생제, 항발한제의 도포, 주기적인 이온영동요법 등이 도움이 될 수 있다. 하지만 좀 더 강력한 치료가 필요한 것이 보통이다. 가장 확실한 방법은 작은 절개선을 넣고 수술적으로 땀샘(아포크린한선)들을 다 떼어내는 것이다. 최근에는 레이저, 절연침, 초음파, 지방흡입술 등도 치료에 이용되고 있다. **실제로는 냄새가 안 나지만 냄새가 난다고 말하는 사람도 있는데 정신과적인 진료가 필요할 수 있다.**

The mind is a dangerous weapon, even to the possessor, if he knows not discreetly how to use it. 인간의 마음은 그 사용 방법을 신중히 고려하지 않는다면 마음의 주인 자신도 사용할 수 없는 위험한 흉기로 변하게 된다.
— 몽테뉴 (Michel Eyquem de Montaigne, 프랑스사상가, 1533~1592) —

06 / 04

자외선 차단제에 적힌 SPF의 의미

자외선에 의한 피부반응은 크게 다섯 가지가 있다. 홍반, 일광화상, 색소침착, 광노화, 그리고 피부암의 발생이 그것이다. 이 중 홍반을 이용해 만든 지수가 바로 SPF(sun protection factor)다. 이는 자외선 B에 대한 차단지수로서 피부에 아무 것도 바르지 않고 햇볕을 쪼일 때 홍반이나 물집이 생기는 시간을 예를 들어 20분이라고 하면 SPF 10인 차단제는 그 열 배인 200분을 견디게 해준다는 의미다. 미국 암협회에서 내놓은 SPF의 권고치는 15이상이다. 그 이하의 SPF는 큰 도움이 안 된다는 뜻이다.

Once a man and twice a child. 어른은 한 번 되고, 아이는 두 번 된다.

– 속담 –

나노기술과 피부

07 / 27

2014년까지 전 세계 제조업의 11%는 나노기술과 연관된다고 한다. 우리는 나노화장품, 나노샴푸 등 언제부턴가 '나노'라는 말을 많이 듣고 있다. 1 나노미터(nm)는 10억분의 1 미터, 즉 머리카락의 10만분의 1 두께다. 나노기술은 1~100nm의 크기를 다루는 기술을 말하며 철강보다 강도는 10배, 무게는 1/5에 불과한 신소재도 만들고 획기적인 암치료제도 만들 수 있다. **나노기술을 이용하면 화장품의 피부흡수율을 수십 배 높일 수 있고 주름방지 쪽으로 새로운 신약개발도 가능한 것으로 보고 있다.**

3 O'clock is always too early for anything you want to do. 오후 3시는 하고 싶은 일을 시작하기에는 언제나 너무 이른 시간이다.
— 장폴 사르트르 (Jean-Paul Sartre, 프랑스철학자, 1905~1980) —

자외선 차단제의 SPF 수치는 얼마가 좋을까

06 / 05

여름철에 제일 잘 팔리는 화장품은 뭘까. 아마도 자외선 차단제가 그 중 하나일 것이다. 바캉스 떠날 때 자외선 차단제 하나쯤 챙기는 것은 이제는 상식이다. 일단 한국에서 여름철에는 SPF(자외선 차단지수)가 30 이상 되는 제품을 추천한다. 평상시에는 15만 넘어도 충분하지만 야외활동이 많은 분들에게는 30은 넘는 게 안전하다. 하와이나 괌으로 떠난다면 100 이상 되는 제품도 좋다. 이전엔 SPF가 높으면 피부 자극도 강해져 문제가 되기도 했지만 요즘은 과학이 발달해서 그런 부담이 적다.

Whenever a man's friends begin to compliment him about looking young. he may be sure that they think he is growing old. 친구들이 당신이 젊어 보인다고 말하기 시작했을 때는 그들이 이미 당신을 늙은이로 보기 시작한 것이라는 것을 알아야 한다.

– 속담 –

지문감식은 얼마나 정확할까

지문은 범행현장에서 매우 중요한 단서다. 요즘은 지문인식만으로 문을 열어주는 잠금장치도 인기이고 최신 노트북들은 대개 지문인식장치를 가지고 있다. **사람은 평생 지문이 변하지 않으며 두 사람에서 우연히 같을 확률은 10억분의 1 정도라고 한다.** 일란성쌍둥이에서도 다르다. 범죄수사에는 19세기말 영국에서 쓰이기 시작했고 한국은 박정희 대통령시절 17세 이상 국민의 열손가락 지문채취가 의무화되었다. 코알라는 뚜렷한 지문을 가지는 몇 안 되는 포유류의 하나로 사람 것과 대단히 유사하다고 한다.

When there is an income tax, the just man will pay more and the unjust man less on the same amount of income. 소득세를 낼 때 같은 액수의 소득에 대해서 올바른 사람은 세금을 더 내고 올바르지 못한 사람은 덜 내게 마련이다.

— 플라톤 (Plato, 그리스철학자, BC427년~BC347년) —

불규칙한 생활과 피부건강

06 / 06

병원에 비행기승무원들이 자주 오기 때문에 피부를 자세히 관찰할 기회가 많다. 다들 서비스정신이 투철한 프로들이고 또 민간외교관들이다. 그런데 나같은 피부과 의사도 외국 한 번 다녀오면 시차적응 때문에 피곤해서 피부가 며칠간 나빠지고는 하는데 불규칙한 생활이 잦은 승무원들은 피부가 많이 상해 있는 것이 보통이다. **불규칙한 생활은 건강에 다 안 좋지만 특히 피부에 안 좋다.** 피부색이 나빠지고 푸석푸석하고 여드름이나 피부염도 자주 생긴다. 최대한 노력해서 규칙적인 삶을 살도록 노력하자.

A rich man's joke is always funny. 부자의 농담은 언제나 재미있다.

– 속담 –

기본적인 향수사용법

좋은 향수를 갖고 있으면서도 잘 사용하지 못하는 분들이 있다. 우선, 가장 진한 향수인 퍼퓸은 귀 뒤, 팔목, 발목 등에 한두 방울 살짝 뿌리고 오데 퍼퓸은 선을 긋듯이, 오데 코롱은 작은 동그라미를 그리듯이 뿌리는 것이 요령이다. **향은 아래에서 위로 올라오며 체온이 높은 곳, 맥박이 뛰는 곳일수록 잘 발산된다는 사실을 명심하자.** 어느 부위든 소량씩 여러 곳에 뿌리는 게 효과적이다. 실크나 가죽, 진주 등에는 직접 뿌리지 않는 것이 좋다. 그리고 코를 향수병에 대고 직접 냄새를 맡는 것은 금물이다.

A woman is as old as she looks before breakfast. 여성의 진정한 나이는 아침 식사 전의 얼굴 모양으로 알 수 있다.

– 속담 –

바른 듯 안 바른 듯하면 효과도 있는 듯 없는 듯하다

06 / 07

여름철에 자외선 차단제를 열심히 발랐는데 가을철이 되니 기미와 주근깨가 잔뜩 늘었다는 분들이 있다. 그리고는 자외선 차단제 회사 원망을 하신다. 그런데 자세히 물어보면 대개 자외선 차단제를 너무 적게 바른 것이 문제였다. 자외선 차단제는 두껍게 바른다는 느낌으로 발라야($1.5\sim2mg/cm^2$) 효과를 본다. **겨울에 옷을 두껍게 입어야 안 추운 것처럼 아무리 비싸고 좋은 자외선 차단제라도 얇게 바르면 효과가 별로 없다.** 두껍게 못 바르는 이유가 번들거리기 때문이라면 요즘 매트한 제품이 많이 나와 있으니 그걸 쓰면 된다.

He who makes no mistakes makes nothing. 실수를 범하지 않는 자는 아무 일도 못 한다.

– 속담 –

미인피부과 www.meinclinic.com

비듬 없애기

07 / 24

옷에 비듬이 묻어있으면 사람 인상이 달라 보인다. 비듬은 지루피부염의 한 증상인데 약과 샴푸를 이용해서 깔끔하게 없앨 수 있다. 비듬샴푸는 화장품가게나 약국에서 처방전 없이도 살 수 있지만 피부과 의사가 추천하는 제품이 제일 신뢰할 만하다고 본다. 대개 거품을 내고 5분 후에 헹군다. **그리고 머리를 감을 때 손톱 끝으로 긁으면서 감는 분들이 있는데 아주 안 좋다.** 얼굴이 가렵다고 손톱 끝으로 얼굴피부를 박박 긁으면 피부가 얼마나 많이 상하겠는가. 머리는 손가락 끝의 밋밋한 부분으로 감자.

A little is better than none. 조금이라도 있는 것이 없는 것보다는 낫다.

– 속담 –

자외선은 하루도 쉬지 않고 피부를 공격한다

요즘 헬스클럽, 수영장, 골프연습장은 물론 댄스스포츠에 심취해계신 분들이 적지 않다. 그런데 운동장소로 가기위해 집을 나설 때 화장을 거의 안 하는 분들이 많다. 자외선 차단제도 과감하게 생략한다. 실내운동이니까 햇볕 쬘 일이 없다는 생각에서다. 그리고 피부과에 오실 때도 가자마자 화장을 지워야 한다는 생각에 자외선 차단제를 안 바르고 오시는 분들이 의외로 많다. **하지만 364일 동안 국경을 아무리 잘 지켜도 하루만 휴식하면 전쟁은 그날 나는 것이다.** 자외선 차단제는 하루도 빼먹지 말자.

Three women make a market. 여자 셋이 모이면 장이 선다.

– 속담 –

1957년 미국의사 의료윤리원칙

미국의학협회에서 만든 의료윤리원칙 제8조에 보면, 의사는 자신이 해결할 수 있는 정도를 벗어난 복잡한 환자를 만났을 때 다른 의사에게 의뢰하는 것이 낫겠다고 판단되면 즉시 후송을 의뢰해야한다고 명시하고 있다. 개인의원과 같은 1차 의료기관에서 2, 3차 기관(종합병원)으로 자꾸 환자를 의뢰하는 것이 그 때문이다. **때로는 같은 개인의원끼리도 나에게 부족한 장비나 기술을 가진 병원이 있다면 서로 환자를 의뢰할 수 있어야 한다.** 필자도 그러려고 노력을 많이 한다. 그게 환자를 위하는 길이다.

The poem is born, not made. 시는 낳아지는 것이지 만들어지는 것이 아니다.

– 영국속담 –

임산부와 화장품

임신을 하면 먹고 바르는 약을 조심해야 한다. 화장품은 어떨까? 일반적으로 화장품 원료로 인가받은 성분들은 임산부에게 안전하다. 하지만 일부 성분은 장기간 사용했을 때의 안전성이 아직 불분명하다. **특히 레티놀과 하이드로퀴논 등이 포함된 (약이 아닌) 미백 화장품이나 항노화 화장품은 잠깐은 큰 문제가 없겠지만 임산부가 오랫동안 사용하는 것은 좋지 않다.** 본인이 쓰는 화장품을 왕창 싸들고 피부과 의사를 찾아가보는 것도 좋을 것이다. 아로마향 중에도 태아에 해로운 것이 있으므로 주의를 요한다.

Shallow streams make most din. 얕은 물일수록 소리만 더 요란하다.

– 속담 –

07 / 22

개기름

얼굴에 기름기가 너무 많아 번지르르하면 개기름이 흐른다는 표현을 쓴다. 아무리 그래도 그렇지. 멀쩡한 사람얼굴에 '개' 기름이라니… 얼굴에 기름(피지)이 많이 나오는 것은 우선 유전적 요인이 크다. 지성피부를 타고났다는 뜻이다. 그리고 스트레스가 많거나 며칠 밤을 새거나 하면 피지가 많이 나와 번들거린다. **기름종이로 자주 닦아낼 수도 있지만 피부과에서 피지분비억제제를 처방받아 저용량으로 꾸준히 복용하는 방법이 강력하다.** 폴라리스 등의 고주파 치료는 피지분비억제 효과가 오래 가서 좋다.

To err is human, to forgive divine. 사람은 잘못을 저지르고 신은 용서한다.
– 알렉산더 포프 (Alexander Pope, 영국시인, 1688~1744) –

보톡스는 피부과가 전문인가 성형외과가 전문인가

보톡스나 필러 주사 같은 가벼운 성형시술은 피부과에서 받아야 할까 아니면 성형외과에서 받아야 할까. 피부과는 피부의 미세구조에 대한 지식이 해박하고 기미, 검버섯, 주름 등의 각종 미용과 노화치료에 전문가들이다. 성형외과는 얼굴의 전체적인 윤곽에 대한 식견이 탁월하고 자르고 꿰매는 각종 성형수술에 전문가들이다. **따라서 피부과와 성형외과는 모두 미용성형시술에 전문가들이며 그 중에서 특히 보톡스와 필러에 대한 전문적인 교육을 받고 많은 경험을 쌓은 병원을 찾아가면 될 것이다.**

A father maintains ten children better than ten children one father. 열 자식이 한 아버지를 모시는 것보다 한 아버지가 열 자식을 키우기가 더 쉽다.

– 속담 –

불주사의 추억

필자가 어렸을 때는 소위 '불주사' 라는 것이 있어서 공포의 대상이었다. 주사면 그냥 주사지 왜 불주사라고 해서 겁을 주었을까. 지금은 일회용 주사기만 쓰지만 그때는 유리주사기에 '튼튼한' 주사바늘을 꽂아 계속 불로 소독해가며 주사했고 그래서 이름도 불주사가 된 것이다. **그런데 그 불주사 맞은 곳이 단단하게 흉터처럼 튀어나온 사람들이 많다.** 켈로이드성 흉터다. 보기 싫으면 피부과에 가서 냉동 치료나 흉터 주사로 치료하면 된다. 최근엔 셀라스 등의 프랙셔날 레이저도 활발하게 적용되고 있다.

Justice delayed is justice denied. 정의의 실천을 뒤로 미루는 것은 정의를 거부하는 것이나 다름없다.

– 윌리엄 글래드스턴 (William Gladstone, 영국수상, 1809~1898) –

햇볕이 뜨거워져야 자외선 자단제를 찾는 것은 실수다

산이나 바닷가에 가면 햇볕이 뜨거워서 자외선이 강하다는 생각을 하게 되고 그래서 자연스레 자외선 차단제를 바르게 된다. 그런데 시원한 에어컨이 작동되는 차안이나 실내에서는 안심을 하는데 절대로 그렇지 않다. 뜨거운 느낌을 주는 것은 자외선보다는 적외선 쪽이다. 속지 말자. **뜨겁게 느껴지느냐 아니냐의 여부로 선크림을 바르는 기준을 삼으면 낭패를 보게 된다.** 그리고 야외에 나갈 때는 긴소매 옷을 챙겨가는 것이 좋고 챙이 넓은 모자는 멋도 있지만 피부보호 목적으로 유용하다.

One cannot love and be wise. 사랑하면서 동시에 현명할 수 있는 사람은 없다.

– 속담 –

옻닭의 허와 실

옻은 알레르기성 접촉피부염을 아주 잘 일으키는 물질이다. 옻이 오른 사람 이야기를 들어보았을 것이다. 그런데 옻이 위장병 치료에 효과가 있다고 하여 옻닭을 먹는 사람들이 있다. 옻닭은 닭에 한약재와 옻껍질을 넣고 끓인 여름철 보양식의 하나다. **하지만 피부가 옻에 닿아서 생기는 접촉피부염도 심하지만 옻을 먹어서 오는 전신성 접촉피부염은 대단히 심한 가려움증과 발진이 나타나 1~2주일 이상 단단히 고생하게 된다.** 위장병은 내과에서 과학적으로 안전하게 고치고 괜히 사서 고생하지 말자.

Where there is love, there is pain. 사랑이 있는 곳에는 고통이 함께 한다.
— 스페인속담 —

아무 연고나 바르면 꼭 후회할 일이 생긴다

집에 있는 약상자통을 열어보면 꼭 빠지지 않고 있는 것이 소위 복합피부질환 연고다. 곪은 곳이건 습진이건 무좀이건 이 연고만 바르면 된다. 하지만 이런 연고 때문에 얼마나 많은 사람들이 스테로이드 부작용을 겪고 있는지 국민계몽이 필요할 정도다. 간단한 피부질환이 만성으로 바뀌기 일쑤고 피부가 얇아지고 붉어진다. 나중에는 제대로 된 약을 써도 잘 듣지 않는다. **연고제는 피부과 의사의 처방에 따라 적당한 성분과 강도의 것을 적당한 기간 동안만 써야 효과가 극대화되고 부작용이 적다.**

Acts speak louder than words. 행위는 말보다 웅변이다. 말하기가 쉽지 행동하기는 어렵다.

– 속담 –

정말 '재수 없는' 옴

재수가 지독하게 없을 때 '재수가 옴 붙었다' 는 말을 한다. 재수가 없으면 없었지 도대체 옴이 붙은 게 왜 그리 문제가 될까. 옴은 옴진드기가 일으키는 기생충성질환으로 4~6주간의 잠복기 후 주로 밤에 누울 때 아랫배나 허벅지안쪽이 무척 가려워진다. **환자 한 명에서 평균 12마리의 옴진드기가 발견되며 노르웨이옴의 경우는 수백만 마리에도 이를 수 있다.** 한 명이 걸리면 가족 전체가 치료받아야 하고 특히 군대에선 아무리 치료해도 근절되지 않고 자꾸 재발하니 재수가 옴 붙었다는 말이 나올 만도 하다.

A fox is not taken twice in the same snare. 여우는 같은 덫에 두 번 걸리지 않는다. 행운은 반복되지 않는다.

– 속담 –

장이 안 좋은 사람들과 여드름

06 / 13

입과 턱 주위에 여드름이 심한 분들이 있다. 그런 여드름은 장이 안 좋아서 생기는 것이라는 풍문이 있는데 진실은 뭘까. 여드름과 장기능은 모두 스트레스 때문에 나빠질 수 있다. 그런데 장기능이 나빠지면 이번엔 그것이 내부적인 스트레스로 작용해 여드름을 악화시킬 수도 있다. 하지만 그래도 의학적으로 '장이 안 좋으면 여드름이 생긴다' 고 말하기는 어렵다. 더욱이 입이나 턱 쪽의 여드름이 심해진다고 말할 근거도 없다. **만약 이 말이 사실이라면 소화기내과 외래 앞에는 턱여드름 환자로 들끓어야 할 것이다.**

Half a loaf is better then no bread. 반쪽의 빵이라도 없는 것보다는 낫다.

– 속담 –

주사로 코를 높이는 세상

10년쯤 전에는 상상하기 힘들었지만 지금은 인기리에 시술되는 것들이 많다. 주사로 코를 높이는 시술이 대표적이다. **필러 주사의 경우 10분 정도의 시술로 성형수술한 것 같은 효과를 볼 수도 있다.** 더구나 시술즉시 일상생활이 가능하고 거의 붓지도 않는다. 감촉도 부드럽고 내 살처럼 느껴져 인공적인 느낌이 적고 모양이 마음에 들지 않으면 재성형도 쉽다. 성형수술로 실리콘을 넣은 뒤 필러로 좀 더 교정하러 오기도 한다. 보톡스는 코끝을 높이기 위해 단독으로 또는 필러와 함께 사용되어 호평을 받고 있다.

To know is nothing at all; to imagine is everything. 안다는 것은 전혀 중요하지 않다; 상상하는 것이 가장 중요하다.

- 아나톨 프랑스 (Anatole France, 프랑스작가, 1844~1924) -

06 / 14

기미는 잡티와 어떻게 다른가

이제 기미 환자들은 자외선 차단에 비상이 걸렸다. 여름철은 기미가 심해지기 쉬운 계절이기 때문이다. 그런데 잡티나 후천성오타양 모반을 기미로 생각하고 계시는 분들이 꽤 많다. **기미는 다른 색소성 질환들과는 달리 불규칙한 모양의 큰 얼룩 형태를 띠며 얼굴 좌우에 대칭적으로 잘 오고, 눈 아래-바깥쪽과 광대뼈 근처 즉 햇볕 노출이 심한 부위에 잘 생긴다.** 색깔은 전체적으로 균일하지 않은 경우가 많고 여자에 좀 더 흔하며 여름에 심해지고 겨울에 흐려지는 경향이 있다.

Better a living dog than a dead lion. 산 개가 죽은 사자보다 낫다.

- 속담 -

주름 생길까봐 크게 웃지도 못한다

눈웃음이 예쁜 사람들이 있다. 왜 그렇게 예쁠까 하고 웃는 얼굴을 자세히 쳐다보면 눈 옆으로 주름들이 세련되게 잡히는 것을 알 수 있다. 미간주름이 주로 인상을 많이 써서 생기는 '나쁜' 주름인 것과 대조적으로 눈가주름은 대개 많이 웃어서 생기는 '좋은' 주름이다. **하지만 그것도 어느 정도지 눈가에 주름이 너무 많아지고 깊어지면 '자글자글' 하다는 말을 듣기 십상이다.** 주름이 생길까봐 크게 웃지도 못하던 분들을 치료하며 보톡스 주사가 우리에게 얼마나 많은 일을 해주는지 생각해보고 고마워하게 된다.

Silent company is often more healing than words of advice. 때론 그저 말없이 함께 있어주는 친구가 장황한 충고보다 더 큰 위로가 된다.

– 속담 –

06 / 15

검버섯은 쉽게 치료된다는 사실

검버섯은 주근깨만큼이나 쉽게 치료될 수 있다. **나이 드는 것도 서러운데 저승 꽃을 얼굴에 잔뜩 달고 살 이유가 없다.** 대부분의 피부과에서 레이저로 치료한다. 오랫동안 탄산가스 레이저를 써왔고 최근에는 어비움야그와 같이 좀 더 정밀한 레이저가 각광을 받고 있다. 편평한 타입의 경우는 엔디야그나 알렉산드라이트 같은 레이저가 표피에 손상을 주지 않는 좋은 치료법으로 알려져 있다. 레이저 시술 후 1주일 정도 딱지가 생기는데 일부러 뜯어내면 자국이나 흉터가 생길 수 있으므로 조심해야 한다.

He that lives with cripples learns to limp. 절름발이와 사는 사람은 절뚝거림을 배운다.

– 속담 –

미인피부과 www.meinclinic.com

수영장 가기가 두려운 여성들

07 / 16

남자들은 수영복 하나 챙기면 준비 끝이지만 여자들은 수영장에 한 번 갈라치면 신경 쓰이는 일이 많다. 특히 수영복 밖으로 민망한 부위의 털이 튀어나올까 봐 걱정이다. 그래서 비키니라인을 면도하고 가는 것이 보통인데 상처도 잘 생기고 보통 귀찮은 일이 아니다. **피부과에 가서 레이저 제모를 받아 보자.** 사람마다 원하는 모양이 다 다른데 거기에 맞추어 디자인하고 제모에 들어가게 된다. 시술은 마취 포함해서 30~40분 정도 걸린다. 경험 많은 간호사들이 돕고 국부는 가리면서 시술하니 걱정할 필요 없다.

The computer is only a fast idiot; it has no imagination; it cannot originate action. It is, and will remain, only a tool of man. 컴퓨터는 민첩한 바보다, 상상력도 없고 스스로 행동할 수도 없다. 현재에도 미래에도 컴퓨터는 단지 인간의 도구일 뿐이다.
– 미국도서관협회의 Univac(최초의 영업용컴퓨터)에 관한 1964년도 성명서 –

점을 뺀 뒤의 주의사항 (5)

06 / 16

이전에는 점을 가급적 한 번에 다 빼려는 경향이 있었다. 깊은 점은 흉이 남을 수도 있었지만 별 문제가 안 되었다. 그런데 요즘 사람들은 점도 싫고 흉도 원치 않는다. **그래서 얕은 점은 한 번에 빼지만 깊은 점은 몇 번에 걸쳐 나누어 빼는 것이 요즘의 경향이다.** 이에 대해 치료 전에 충분한 설명을 듣는 것이 필요하며 재 치료는 6주 이상 지나면 받을 수 있다. 점이 재발했다기보다는 남겨둔 점을 다시 빼는 것이다. 물론 이렇게 조심해서 빼도 워낙 깊은 점은 약간의 자국을 남길 수도 있다.

You don't live in a world all alone. Your brothers are here too. 당신은 이 세상에서 혼자 사는 것이 아닙니다. 당신의 형제들도 있습니다.
　　　　　– 알베르트 슈바이처 (Albert Schweitzer, 독일의사－선교사, 1875~1965) –

한 번에 왕창 뜯어낸다

07 / 15

영화 '왓 위민 원트(What women want)' 에는 멜 깁슨이 다리에다 무언가를 붙였다가 떼면서 으악 소리를 내며 입에 거품을 무는 장면이 나온다. 한 번에 몇 백 개의 털을 뽑을 수 있는 강력한 제모법인 왁싱(waxing)이다. 왁싱은 비록 영 구 제모는 아니지만 효과는 뚜렷한 편이다. **하지만 자극성피부염이나 모낭염을 잘 일으킬 수 있어 자주 사용하는 것은 안 좋다.** 왁스는 크림 형태 또는 붙였다 가 떼는 스트립 형태로 되어 있는데 통증이나 피부자극이 심하면 사용을 중지하 고 피부과 의사를 찾아가기 바란다.

He that is out sea, must either sail or sink. 바다에 나온 이상 노를 젓거나 가라앉거 나 둘 중 하나다.

– 속담 –

남편용과 부인용 면도기

남자들 중에는 마트에서 여성용 면도기를 발견하고 깜짝 놀라본 경험이 있을 것이다. 털을 없애는 가장 쉬운 방법 중 하나는 바로 '면도' 다. 성인남성들은 매일 아침마다 부지런히 제모하면서 사는 셈이다. 여성들은 면도기를 팔, 다리 제모는 물론 눈썹 다듬는 목적으로도 많이 사용한다. 털이 중간에서 잘리므로 제모보다는 삭모(削毛)에 가깝다. **하지만 남자들이 아침마다 면도하는 것이 멋있게 보였던 분이 아니라면 추천하고 싶지 않다.** 남자들은 대개 면도를 귀찮아한다. 힘들게 면도해도 금방 다시 나니까.

Old men like to give good advice in order to console themselves for not being any longer able to set bad examples. 노인은 이제 더 이상 나쁜 짓을 본보기로 보일 수 없기 때문에 젊은 사람들에게 좋은 충고를 해주기를 좋아하는 것이다.

– 라 로슈푸꼬 (La Rochefoucauld, 프랑스작가, 1613~1680) –

기미의 원인

07 / 14

기미는 도대체 왜 생겨서 말썽일까. 기미의 원인으로는 우선 여성호르몬을 든다. 그런데 흥미롭게도 임신 때 생긴 기미는 분만 후 서서히 흐려지며 완전히 다 소멸되기도 하지만, 피임약 때문에 생긴 기미는 복용을 중단해도 상당히 오랫동안 잘 안 없어진다는 것이다. 그 외에 유전적인 요인과 난소종양이나 내분비질환 등을 의심해보기도 한다. **하지만 무엇보다 강력한 원인은 아무래도 자외선이다.** 사실 자외선은 기미뿐만 아니라 대부분의 색소성피부질환의 공통적인 악화 요인이다.

No one is so old that he does not think he could live another year. 누구나 이후 1년을 더 살 수 있을지 의문일 정도로 늙은 사람은 없다.

– 속담 –

06 / 18

레이저로 피부 톤을 바꾼다

많은 피부과 의사들이 요즘 레이저 토닝 때문에 기미 치료에 자신감을 회복했다고 말해도 과언이 아니다. 레이저 토닝은 파장이 1,064nm인 엔디야그 레이저를 저출력으로 쏘아서 치료하는데 말 그대로 피부의 톤을 맑게 만들어준다. **무엇보다 기미나 색소침착이 안정적이고 신속하게 흐려지는데 기존의 다른 치료법들에서 보기 힘든 결과다.** 피부자극이 적고 통증이 거의 없어 마취 연고도 바르지 않고 하는 것이 보통이다. 시술 자체는 5~10분 정도 소요된다. 피부리프팅 효과는 덤으로 얻는다.

Government is like a big baby: an alimentary canal with a big appetite at one end and no responsibility at the other. 정부란 커다란 아기와 같아서 식욕은 왕성하지만 배설에 대해서는 책임을 지지 못한다.
— 로널드 레이건 (Ronald Reagan, 미국대통령, 1911~2004) —

미인피부과 www.meinclinic.com

닭고기나 돼지기름을 먹으면 정말 여드름이 나빠질까

음식과 여드름의 연관성은 아직 불확실하다. 일부 음식이 호르몬과 사이토카인에 영향을 주어 여드름을 악화시킨다는 주장이 있기는 하다. 즉 혈당을 높이는 음식이 각질형성세포 증식을 유발해 모공의 과각화를 촉진시키거나 과인슐린혈증을 유발해 피지분비를 증가시켜 여드름을 악화시킬 수 있다는 것이다. 하지만 환자에게 닭고기나 돼지기름을 조심하라고 말해주는 피부과 의사는 거의 없다. **왜냐하면 작은 가능성을 중요한 것처럼 말해주기보다는 효과적인 약처방과 치료를 해주는 편이 훨씬 낫기 때문이다.**

Negro blood is sure powerful; because just one drop of black blood makes a colored man. 흑인의 피는 확실히 강한 힘을 가졌다; 왜냐하면 검은 피를 한 방울만 가져도 유색인이 되기 때문이다.

— 랭스턴 휴즈 (Langston Hughes, 미국시인, 1902~1967) —

06 / 19

인상 찌푸리지 말라는 말을 자주 듣는다면

인상을 쓰지도 않았는데 인상 펴라는 말을 자주 듣는다면 빨간 신호등이 켜진 것이다. '우거지상이 되었다', '이마에 내 천(川)자가 생겼다', '인상을 쓴다', '인상을 찌푸린다' 는 표현은 모두 미간주름을 가리키는 말이다. **이런 말을 듣는다면 사람들이 나에 대해 부정적인 시각을 가지고 있다는 뜻이므로 좀 심각하게 받아들일 필요가 있다.** 미간주름은 인상 쓸 일이 많아서도 생기지만 눈이 안 좋거나 뭔가에 집중할 때 생기기 쉬우니 습관을 바꿀 필요가 있다. 치료는 보톡스가 간단하면서도 확실하다.

Only a life lived for others is worth living. 다른 사람을 위해서 산 인생만이 살 가치가 있는 것이다.

— 알베르트 아인슈타인 (Albert Einstein, 유대인물리학자, 1879~1955) —

무좀과 곰팡이

덥고 습한 한국의 여름은 곰팡이들에겐 집같이 아늑한 환경이다. 집에도 여기 저기 벽지에 곰팡이가 슬지만 피부에도 곰팡이가 번식한다. 발에 문제를 일으키면 발무좀, 손은 손무좀, 발톱은 발톱무좀(조갑백선)이다. 가랑이 사이에 생기면 완선이라고 부른다. 약간 다른 종류의 곰팡이지만 몸통에 갈색반점으로 나타나는 어루러기도 곰팡이질환이다. **무좀이나 어루러기에 아무 연고나 바르면 만성 난치병으로 변하기 쉽다.** 피부과에 가면 현미경으로 곰팡이의 유무를 검사해주고 전문의약품을 처방해준다.

Common sense is the collection of prejudices acquired by age 18. 상식은 18세 때까지 후천적으로 얻은 편견의 집합이다.
— 알베르트 아인슈타인 (Albert Einstein, 유대인물리학자, 1879~1955) —

06 / 20

이마가 꺼졌다고 생각되면

사람은 나이가 들면 여기저기 피부가 꺼지는데 많은 중년여성들이 공통적으로 호소하는 문제 부위가 바로 이마이다. 눈썹 위나 이마 한 가운데가 살짝 들어가신 분으로부터 이마의 절반 이상이 푹 꺼지신 분까지 다양하다. 이마 때문에 말 못할 고민을 갖고 계신 분들이 상당히 많다. 성형외과에서 두피를 째고 이마 쪽으로 임플란트를 밀어 넣는 수술도 있고 자기 지방을 채워 넣는 방법도 있다. 간편하고 깔끔한 방법은 필러를 넣는 것인데 시술에 30분~1시간 정도 걸리고 생활에 별 지장이 없다.

Nothing in life is to be feared. It is only to be understood. 인생의 어떤 것도 두려움의 대상은 아니다. 이해해야 할 대상일 뿐이다.
— 마리 퀴리 (Marie Curie, 프랑스물리학자, 1867~1934) —

극성을 떨어야 예뻐진다

07 / 11

자외선 차단제는 바캉스에 갈 때만 사용하는 거라고 알고 계신 분들이 있다. 그렇지 않다. 다른 화장품은 다 포기해도 자외선 차단제는 항상 바르고 외출하자. **특히 남들에 비해 기미나 주근깨가 심하신 분들은 좀 극성을 떨어야 한다.** 극성을 떨어야 피부과 의사가 봤을 때 적당히 바르는 것이다. 자외선 차단제는 아침에 한 번 두껍게 바르는 것은 기본이다. 점심 먹고 한 번 더 바른다는 생각을 하자. 겨울철도 마찬가지다. 화장위에 덧바르기 어려우면 스프레이 타입의 선미스트를 이용하면 편리하다.

Life's tragedy is that we get old too soon and wise too late. 삶이 비극인 것은, 우리가 너무 일찍 늙고 너무 늦게 철이 든다는 점이다.
— 벤자민 프랭클린 (Benjamin Franklin, 미국정치가, 1706~1790) —

배꼽티를 입어도 배꼽을 가리고 싶다

06 / 21

배꼽티 유행이 시작된 지 꽤 되었다. 이제는 배꼽티인지 아닌지 구분이 잘 안 되는 옷도 많이 돌아다닌다. 그런데 그런 옷을 입고도 배꼽을 내놓지 못하는 경우가 있다. 배꼽 주위가 시커멓게 색깔이 죽어있고 살갗이 두꺼워진 경우다. **대개 청바지의 금속단추나 금속성 벨트부분이 닿으면서 접촉피부염이 생기고 계속 긁다가 만성단순태선과 색소침착으로 진행된다.** 주로 니켈 성분이 문제가 된다. 배꼽이 가려워지기 시작하면 배꼽을 가릴 것이 아니라 피부과에 가서 진료를 받아보는 게 정답이다.

Give me Liberty, or Give me Death. 자유가 아니면 죽음을 달라.
— 패트릭 헨리 (Patrick Henry, 미국독립지도자, 1736~1799) —

07 / 10

불법 성형시술은 받지도 말고 권하지도 말자

보톡스나 콜라겐(필러) 주사를 병원이 아닌 목욕탕, 찜질방, 미용실에서 맞는 분들이 있다. 소위 말하는 '야매'로 입술을 키우거나 볼과 이마를 팽팽하게 만드는 불법 성형시술이 TV의 고발성프로그램에 단골로 등장하는 것도 다 아는 사실이다. **그런데도 소위 엘리트로 자부하는 분들 가운데 이런 주사를 맞고 부작용에 대해 누구한테 하소연도 못하고 끙끙 앓는 분들을 필자는 많이 보아왔다.** 불법 성형은 부작용도 많고 사후관리도 제대로 받을 수 없다. 받지도 말고 권하지도 말자.

The eye is the mirror of the soul. 눈은 마음의 거울.

– 속담 –

먹는 자외선 차단제가 있다? 없다?

먹는 자외선 차단제가 정말 있다면 정말 편할 것이다. **하지만 약만 먹으면 해변가에서 자유롭게 몇 시간이고 돌아다닐 수 있는 그런 약은 아직 없다.** 일부 병원에서 판매하는 약은 주성분이 *P. leukotomos* 추출물과 베타카로틴으로서 이들은 강력한 항산화제들이다. 그 효과는 자외선에 의한 피부손상을 좀 줄여주는 정도로 SPF로 환산하면 얼마 안 된다. 약이 아닌 건강보조식품으로 허가받았다. 그래도 자외선 차단제를 듬뿍 바르고 베타카로틴까지 복용하면 좀 더 느긋하게 돌아다닐 수는 있을 것이다.

You can learn a little from victory; you can learn everything from defeat. 승리하면 조금 배울 수 있고 패배하면 모든 것을 배울 수 있다.
– 크리스티 매튜슨 (Christy Mathewson, 미국야구선수, 1880~1925) –

팽팽하게 젊어지는 레이저

팽팽해지고 젊어지는 레이저로 폴라리스나 써마지 같은 고주파 치료기기가 인기다. 이들은 정확하게는 레이저가 아니지만 편의상 레이저로 분류한다. 늘어진 피부가 리프팅되고 탄력이 증가하며 모공과 잔주름도 줄어든다. 피지가 줄고 여드름에도 효과적이라는 연구보고가 많다. **폴라리스는 2~3주 간격으로 3~5회 이상 시술하는데 젊고 덜 손상된 피부가 좀 더 효과가 좋지만 나이들고 척박한 피부라도 치료횟수가 증가되면 결국 좋아진다.** 딱지가 안 생기고 생활에 지장이 거의 없어 부담 없이 시도해볼 만하다.

To marry is to halve your rights and double your duties. 결혼을 한다는 것은 당신의 권리를 반감시키고 의무를 배가시키는 것이다.
- 아더 쇼펜하우어 (Arthur Schopenhaur, 독일철학자, 1788~1860) -

뿌리 좀 뽑아주세요

'＊＊＊뿌리 뽑기'라는 시원한 제목의 피부책이 인기를 끌었던 적이 있었다. 결론부터 말하면 뿌리 뽑을 수 있는 피부질환은 몇 개 없다. 우리가 아는 대부분의 피부질환들, 즉 여드름, 지루피부염, 무좀, 건선, 손 습진, 아토피, 얼굴주름, 검버섯 등은 일단은 거의 없는 듯이 치료될 수 있지만 언젠가 재발할 가능성이 높다. 그건 원인의 완전제거가 불가능하기 때문이다. 하지만 너무 실망하지는 말자. **거의 없는 듯이 오랫동안 사는 것도 정말 좋은 일 아닌가.** 뿌리 뽑으려고 돈낭비 시간낭비만 하지 않으면 된다.

Liberty without learning is always in peril and learning without liberty is always in vain. 배움이 없는 자유는 언제나 위험하며 자유가 없는 배움은 언제나 헛된 일이다.
— 존 F. 케네디 (John F. Kennedy, 미국대통령, 1917~1963) —

모기는 정말 싫어

모기를 좋아하는 사람은 모기 생태연구학자 외에는 없을 것 같다. 요즘 바르는 모기약(모기기피제)이 인기다. 가장 많이 사용되는 DEET(diethyltoluamide) 함유제품은 다양한 농도로 나와 있으며 30%가 6시간, 15%가 5시간, 10%가 3시간, 5%가 2시간 정도 효과가 유지된다. 12세미만 어린이들은 성인용 말고 10% 미만 제품을 쓰고 유아는 사용하면 안 된다. **눈과 입주위는 피하고 아이들 손에는 바르지 않도록 한다.** 자외선 차단제를 먼저 바르고 그 위에 발라야 하며 귀가 후에는 비누로 깨끗이 씻는다.

What soap is to the body, laughter is to the soul. 웃음은 영혼의 비누다.

– 이스라엘속담 –

June

06 / 24

뽀루지? 뽀드락지?

일상에서 간혹 만나는 사투리는 정겹고 구수하다. 피부질환 이름도 지방에 따라 차이가 있는 편이다. **예를 들어 얼굴에 생기는 표재성세균성모낭염에 대한 순우리말로 뽀루지와 뽀두라지가 있는데 이들은 모두 표준어다.** 뽀루지를 경남지방에선 뽀드락지로, 충남지방에선 꼬무락지나 꼬드락지로 부른다. 이들은 모두 사투리다. 여드름도 지방에 따라서 이드름, 여드레미, 으드레미, 음달이 등으로 부른다. 사투리는 아니지만 옛날엔 수두는 작은손님, 천연두는 큰손님으로 불렀다는데 아주 재미있다.

From one learn all. 하나를 듣고 열을 안다.

– 속담 –

바닷가에서의 피부관리

바닷가에 다녀와서 피부가 확 상했다는 분들을 심심찮게 본다. 무엇을 조심해야 할까. 바닷물의 소금기와 땀으로 인해 거칠어진 피부는 가벼운 비누세안을 자주 해주고 영양크림으로 마사지를 자주 해주는 것이 좋다. **낮 동안 더위와 태양빛에 시달린 피부는 저녁때 부드러운 세안 후 영양크림을 발라준다.** 가벼운 일광화상에는 얼음찜질이 좋고 더 이상의 햇볕 노출은 삼간다. 일주일에 한두 번 팩을 해주면 좋은데 비싼 재료를 쓸 필요는 없고 계란, 시금치, 토마토, 오이, 밀가루, 양배추, 가지, 사과 등이 좋다. 강판에 갈아 나오는 즙과 밀가루를 섞어 사용하거나 건더기를 함께 사용하기도 한다.

A picture is worth a thousand words. 천 마디의 말보다 한 번 보는 게 더 낫다.

– 속담 –

한국전쟁과 DDT

지금 60대 이상 되신 분들은 한국전쟁 직후 이가 얼마나 많았었는지 잘 기억하고 있다. **지금은 머릿니가 도는 유치원 애기가 가끔 기사거리가 되지만 그 당시엔 정말 '들끓었다'.** 미군들은 DDT를 전쟁포로들과 난민들의 온 몸에 뿌려댔고 우리는 그 혜택을 많이 입은 나라다. DDT의 강력한 살충능력을 연구한 스위스 화학자는 1948년에 노벨생리의학상까지 받았다. 하지만 DDT는 환경오염과 발암위험성 때문에 30년 이상 사용 금지되다가 2006년에 와서야 WHO에 의해 해금된 역사를 가지고 있다.

You can lead a horse to the water, but you can't make him drink. 말을 물가에 끌고 갈 수는 있지만, 물을 마시게 할 수는 없다.

– 속담 –

하이힐과 피부건강

하이힐을 신고 헬스클럽에 들어왔다가 퇴장당하는 분을 본 적이 있다. 우리 주위에는 하이힐을 좋아하는 분들이 꽤 많다. 그런데 하이힐이 건강에는 좀 별로다. 장기간 신으면 발목과 무릎에 관절염이 생기기도 하고 등뼈가 휘기도 한다. **무게가 발끝으로 쏠려 발끝에 통증과 만성습진이 생기고 쉽게 피로해지는 것은 물론 발가락이 보기 싫게 변형되기도 한다.** 꼭 신으려면 굽 높이 5cm 이하, 부드러운 소재, 둥근 앞부분을 가진 하이힐을 선택하고 짧은 시간만 신자. 그리고 발 마사지를 자주 해서 피로를 풀어주자.

The best is yet to be. 내 전성기는 아직 오지 않았다.
　　　　　　　　- 로널드 레이건 (Ronald Reagan, 미국대통령, 1911~2004) -

1949년 국제의사윤리헌장

의사윤리에 관한 '선서' 나 '헌장' 같은 것이 많다. 그 중 비록 일부 비윤리적인 의사도 있지만 대부분의 의사들은 척박한 의료환경 속에서 묵묵히 '선서' 를 실행하고 있다. 1949년 런던 세계의학총회에서 채택한 국제의사윤리헌장에 보면 '의사는 항상 최고 수준의 전문능력을 갖고 있어야한다' 는 의무조항이 있다. **지식의 총량이 1년에 두 배씩 증가하는 요즘 의사들은 많이 피곤하다.** 끊임없이 새로운 의학지식을 습득해야 하고 계속 수많은 논문을 읽고 학회에 참석해야 한다. 그게 의사의 윤리이자 의무이기 때문이다.

All roads lead to Rome. 모든 길은 로마로 통한다.

– 속담 –

미인피부과 www.meinclinic.com

피부트러블 없이 수영장 다니는 법

07 / 05

요즘 실내수영장에 다니는 분들이 많다. 저녁시간에는 거의 미어터진다. 주의사항은 대부분의 수영장에서 소독제로 쓰는 염소는 소독효과는 좋지만 독성을 무시할 수 없다는 점이다. 수영복이 몇 달 지나면 변색되기도 하고 피부나 모발도 건조해지거나 거칠어지는 것을 경험했을 것이다. 무좀도 옮을 수 있다. **수영 후 샤워를 철저하게 하되 한증막이나 때 미는 것은 피하자. 머리엔 린스를 사용하며 물기를 닦은 뒤 바로 보습제를 발라주는 것이 좋다.** 수영복 헹구는 데도 신경을 쓰고 가능하면 개인 슬리퍼를 신자.

I hold it that a little rebellion now and then is a good thing, and as necessary in the political world as storms in the physical. 이따금씩의 작은 반란은 유익한 것이며 물질계의 폭풍처럼 정치세계에 꼭 필요한 것이다.

— 토머스 제퍼슨 (Thomas Jefferson, 미국대통령, 1743~1826) —

June

06 / 27

한국여성의 하루 화장시간은 40분

한 화장품 회사가 한국성인 1,500명을 대상으로 조사한 결과 한국여성들은 화장하는데 하루 평균 40분을 쓰는 것으로 나타났다. **사용하는 기초 화장품은 하루 평균 12.6개로 중국여성의 4.3개에 비해 훨씬 많았다.** 오전엔 비누, 클렌징폼, 토너, 로션, 세럼, 크림, 자외선 차단제, 그리고 오후엔 비누나 클렌징폼, 클렌징크림, 토너, 로션, 세럼, 크림의 순서로 사용한다고 했다. 남성들은 평균 3개 미만을 사용했고 75%는 아내 등 주변 여성이 선물한 것을 사용한다고 한다. 역시 남자는 여자가 챙겨줘야 하나보다.

Painters and lawyers can soon change white to black. 화가와 법률가에 걸리면 흰 것도 검어진다.

– 속담 –

좋은 피부과, 성형외과를 찾는 방법 (4)

07 / 04

피부과나 성형외과에 가서 대기실에 앉아있다 보면 많은 사진이나 상패 같은 것들이 눈에 띄는 것이 보통이다. 특히 연예인과 찍었거나 방송에 출연했던 사진은 병원의 신뢰성에 큰 기여를 한다. 하지만 그런 사진들에 너무 연연해하지는 말자. 요즘은 병원 마케팅만 전문적으로 하는 업체들도 많이 있어 그런 사진들이 실제로 그 병원이 높은 수준의 의술을 가지고 있다는 뜻이 아닐 수도 있기 때문이다. **병원의 의술과 진실성은 박제된 사진보다는 의사선생님과의 직접 상담을 통해 충분히 알 수 있다.**

History repeats itself. 역사는 되풀이한다.

– 속담 –

농도에 따른 향수의 종류

06 / 28

향수는 국내 전체 화장품 시장의 5% 정도를 차지한다. 그중 80% 이상은 수입 제품이며 프랑스와 이탈리아 제품이 1, 2위를 다툰다. 향수분류법과 그 용도는 고급상식으로 통하니 알아두면 좋다. **향료농도가 높은 것부터 퍼퓸(10~25%), 오데 퍼퓸(9~12%), 오데 토알렛(5~8%), 오데 코롱(2~7%)이 있다.** 각각 5~7시간, 5시간, 3~4시간, 1~2시간 정도 향이 지속된다. 퍼퓸은 저녁 외출시나 파티에서, 오데 퍼퓸은 낮 외출시, 오데 토알렛은 직장에서 그리고 오데 코롱은 운동 후에 바르면 좋다.

Every generation laughs at the old fashions but religiously follows the new. 모든 세대는 지난 유행을 비웃는다. 그러나 새 유행은 종교처럼 따른다.
— 헨리 데이빗 소로 (Henry David Thoreau, 미국사상가, 1817~1862) —

07 / 03

선탠을 하려면

선탠은 가이드라인을 잘 지키는 것이 아주 중요하다. 우선 자외선이 특히 강한 오전 11시부터 오후 3시까지는 가급적 피한다. 약간 흐린 날을 택하면 더욱 좋다. **온몸에 자외선 차단크림을 바른 후 30분이 지난 뒤 시작하여 5분씩 여러 차례 시행하되 30분 이상은 하지 않는 것이 좋다.** 피부가 적응하는 것을 보아가며 조금씩 시간을 늘려가면 된다. 얼굴과 머리는 가리고 하고 자주 자세를 바꾸어 준다. 선탠 도중에 물에 들어가는 것은 안 좋으며 화끈거리는 느낌이 들면 즉시 선탠을 중지하고 냉찜질을 한다.

You will kill 10 of our men, and we will kill one of yours, and in the end it will be you who tires of it. 너희가 우리 군인 10명을 죽일 때 우리는 너희 편 1명을 죽일 테지만 결국 지치는 것은 너희들일 것이다.

– 호치민 (Ho Chi Minh, 베트남지도자, 1890~1969) –

비행기 안은 너무 건조해

사람에게 적당한 습도가 50~60%라고 하는데 비행기 실내는 15% 내외로 유지되는 것이 보통이다. 사막과 유사한 습도가 되기도 한다. 호흡기와 피부가 상당히 건조해질 수밖에 없다. **워터스프레이를 계속 뿌려주면 좋은데 얼굴에 직접 분사하지는 말고 공중에 뿌린 뒤 떨어지는 물방울을 얼굴로 받는 형식이 좋다.** 보습제를 제대로 발라줄 수 있다면 물론 그게 가장 좋다. 장시간의 여행을 할 때는 비행기에 타자마자 클렌징하고 스킨, 로션을 바른 후 보습크림과 에센스 등을 덧바르고 쉬는 것이 좋다. 그리고 물을 자주 마시자.

06 / 29

He that knows himself knows others. 자기를 아는 사람이 남을 안다.

– 속담 –

07 / 02

외모는 잘 가꾸고 다듬어야할 재산이다

얼짱이나 피부짱이라는 말이 유행이다. '얼굴도 실력' 이라는 생각이 널리 퍼져 가고 있다. 이를 어떻게 볼 것인가. **상업주의에 물든 무분별한 '외모지상주의' 와 자신의 소중한 재산인 외적 매력을 가꾸는 '외모재산주의' 는 분명히 구분하 자.** 성공의 수단으로서 외모에 도박적으로 투기하는 것은 안 좋지만 잘 가꾸고 다듬어야 할 재산으로서 외모에 신경 쓰는 것은 나쁠 이유가 없다. 세차 한번 안 하는 사람보다는 정기적으로 세차하고 가끔 왁스칠도 하고 핸들에 예쁜 커버도 씌우는 사람이 멋진 사람이 아닐까.

Few people know how to be old. 어떻게 늙어야 하는지를 알고 있는 사람은 드물다.

— 속담 —

신사와 발냄새

멀끔한 신사숙녀라 하더라도 치료실에 누워있을 때 발쪽에서 솔솔 냄새가 올라오는 경우가 있다. 의료진과 환자 모두 심히 민망해진다. 발냄새는 왜 나는 걸까. 발바닥의 땀샘(에크린한선)에서 나오는 땀 자체에는 대개 냄새가 없다. 그런데 코리네박테리움 같은 세균이 땀을 분해하면서 특유의 냄새나는 물질이 생긴다. **치료는 발을 건조하게 하고 항균비누를 쓰고 알루미늄 클로라이드 액을 바르는 정도가 정석이다.** 필요하면 이온영동요법을 주기적으로 받기도 하고 땀 분비량을 대폭 줄이기 위해 보톡스를 맞기도 한다.

A disease known, is half cured. 병을 알면 그 병은 반은 나은 것.

- 속담 -

SPF 는 알겠는데 PA 지수는 또 뭔가

자외선 차단제를 사기 전에 꼭 눈여겨볼 수치가 두 개 있다. SPF와 PA 지수가 그것이다. SPF가 자외선 B에 대한 차단효과를 의미한다면 PA는 자외선 A에 대한 차단효과를 뜻한다. **한 10여 년 전만 해도 다들 SPF에만 신경썼지만 지금은 자외선A가 피부노화와 피부암의 중요한 원인으로 대두되어 PA지수가 높은 것을 권하고 있다.** 요즘 나오는 대부분의 자외선 차단제에는 PA 지수가 SPF와 함께 병기되어 있다. PA지수는 SPF처럼 숫자로 나와 있지는 않은데 ++나 +++로 표시된 것이 좋다.

All the knowledge I possess everyone else can acquire, but my heart is all my own. 내가 가지고 있는 모든 지식은 누구나 습득할 수 있지만, 나의 마음만은 오직 내 자신의 것이다.

— 괴테 (Johann Wolfgang von Goethe, 독일시인, 1749~1832) —